바른
아토피
식이요법

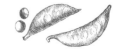
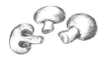

많이 먹어서 아토피에
좋은 음식은 없다

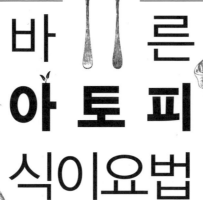
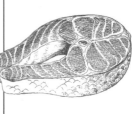

바른 아토피 식이요법

한방 안이비인후피부과 전문의

이길영 지음

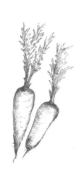
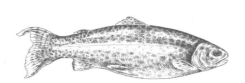
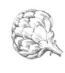
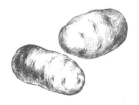

와이겔리

들어가는 말

아토피는 유전, 식생활, 환경, 스트레스, 질병 등 다양한 요인에 영향을 받는 다인자적 질환으로, '달걀 때문이다' 또는 '집먼지진드기 때문이다' 하는 1대 1의 인과관계로 결론 내리기는 어렵다. 가급적 환자 본인이나 보호자가 아는 모든 요인을 통제하고 적절히 조절하는 것이 좋지만, 유전자를 바꾸거나 환경을 바꾸거나 스트레스와 질병을 통제하기는 솔직히 쉽지 않다. 아토피 때문에 직업을 바꾸고, 이사를 가고, 심지어 환경이 좋은 곳으로 이민을 가기가 쉽겠는가? 그나마 환자 본인과 아직 어린 아토피 환자라면 보호자가 개입하여 식생활을 통제하는 것이, 쉽지는 않아도 가장 효과를 볼 가능성이 높다고 할 수 있다. 또한 이미 섭취한 음식물은 3~5일간이나 위와 장에 머무르면서 장점막 면역에 영향을 주고 다양한 조직과 장기에 알레르기 증상을 일으킬 수 있기 때문에 아토피에 영향을 주는 요인 중에서도 매우 중요하게 다뤄져야 한다.

필자는 전문의 과정을 마치고 대학에서 교수로 재직하며 많은 아토피 환자들을 치료하였는데, 이 과정에서 상당수의 환자들이 알레르기 비염이나 천식 외에 소화 장애나 과민성대장증후군 등 소화기의 이상을 호소하는 것을 보고 이 환자들이 원래 소화기가 취약하지 않나 하는 의구심을 가졌었다. 필자 또한 소화기가 취약한 소인을 갖고 있었고, 가공식품으로 인한 피부염을 1~2년간 앓으면서 식품알레르기 분야에 관심을 갖고 음식이 아토피에 미치는 영향을 본격적으로 연구하기 시작하였는데, 연구를 시작하고 보니 이 분야를 체계적으로 다룬 서적이나 논문이 거의 없다는 현실과 마주했다. 우리 몸에서 알레르기에 관여하는 기전은 매우 다양한데 이 다양함이 학술적으로는 불분명함으로 비춰질 수 있고, 또 관련 분야의 의사들이 스테로이드나 면역억제제 중심의 약물치료를 우선하기 때문에 과소평가된 부분이 있지 않았나 싶다.

하지만 의사들도 종종 식이요법을 아토피 치료에 적용하고 있으며, 약물치료와 식이요법을 적절히 시행하는 것이 약물치료만 할 때보다 효과가 좋고, 심지어 면역억제제보다 식이요법만을 시행한 환자에게서 더 좋은 효과가 나타났다는 보고도 있다. 무엇보다 보통 사람은 간식 외에도 하루 세 끼 정도의 식사를 하며, 요즘은 효과 여부가 불분명한 건강기능식품까지 챙겨 먹어 이에 대한 폐해가 커지는데다가 아토피는 언제든 재발할 수 있기 때문에 평소 식단 관리가 매우 중요하고, 실제로 이를 통해 재발 가능성을 상당히 낮추는 것이 가능하다.

　　필자는 식품알레르기 연구 성과를 바탕으로 아토피 환자들을 관리하고 교육하는 차원에서 포털사이트에 카페를 개설하여 아토피 환자들에게 식이지도를 해 오고 있는데, 실제 환자들로 하여금 오늘 먹은 음식을 기록하라고 해 보니 상당히 놀라웠다. 조금이니까 괜찮겠지 하는 마음으로 거의 모든 반찬에 인공조미료를 사용하고, 기름이 들어간 반찬이 빠지지 않았으며, 몸에 좋을 거란 생각에 청국장을 즐겨 먹고, 고기보다는 해산물이 낫겠지 하고 해산물을 자주 먹고 있었다. 게다가 상당수의 환자들은 삼시 세끼 외에도 체질을 개선해 준다는 건강기능식품 한두 가지쯤을 추가로 먹고 있었다. 아무리 당부하고 강조해도 본인이 알고 있는 상식을 깨기가 무척 어려운 모양이었다. 수년간 개별 식이지도를 해 온 지금, 다행히 필자의 환자들은 적어도 먹는 것 때문에 증상이 더 악화되지는 않고 있고, 어떤 음식이 아토피에 해로운지 인지하고 있으며, 치료가 끝나 정상 생활로 돌아가 술을 마시거나 치킨을 먹으면서도 해롭다는 것은 알고 먹는다. 또한 살면서 아토피가 조금 악화되면 식단부터 스스로 조절하여 약물 사용을 최소화하고 있기 때문에 큰 자부심과 보람을 느낀다.

시중에는 아토피에 대해 잘 모르는 비전문가들이 자연식을 하라, 발효식품을 많이 먹어라, 제철 과일을 많이 먹어라 등 평범한 사람들을 위한 덕담 수준의 멘트를 많이 하고 있는데, 필자의 연구 결과와 임상 경험에 근거하여 결론부터 말하자면 '많이 먹어서 아토피에 좋은 음식은 없다!' 아토피는 무언가를 안 먹고 덜 먹어야 좋아지는 병이다. 아토피 식이요법은 당뇨나 고혈압, 동맥경화 등의 생활습관병(성인병)을 위한 식이요법이나 신부전증, 신증후군 등의 신장병 환자를 위한 식이요법 등과는 전혀 다르다. 심지어 성장기 어린이나 별 문제가 없는 보통 사람들의 건강관리를 위한 식이요법과도 동일하지 않다. 순전히 아토피 환자들, 즉 현재 심한 아토피를 앓고 있거나 예전에 심하게 앓았다가 지금은 호전되었으나 지속적인 관리가 필요한 환자들을 위한 식이요법이니 지금껏 알고 있던 상식은 모두 접고 읽어 주기 바란다.

이 책을 통해 아토피 환자들이 아토피 식이요법에 대한 원리를 깨우쳐 스스로 면역을 조절하는 능력을 습득하는 스마트한 아토피 환자와 보호자가 되길 바람과 동시에 아토피에 대한 막연한 두려움을 떨치는 기회가 되었으면 한다. 상대방을 제대로 알아야 대비를 할 수 있고 두려움이 없어지는 법이다. 또한 이 책에서 기술하는 식이요법은 아토피뿐만 아니라 두드러기, 각종 습진(화폐상 습진, 한포진, 지루성 피부염, 접촉성 피부염, 주부 습진 등), 스테로이드 부작용, 결절성 양진 등 가려움을 유발하는 모든 피부질환과, 같은 알레르기 질환인 비염, 천식, 결막염, 과민성대장증후군, 건선, 심지어 편두통 환자에게도 적용될 수 있음을 밝혀 둔다.

필자의 임상 20년을 중간 정리하는 의미가 있는 이 책『바른 아토피 식이요법』을 내기까지 김경미 원장, 와이겔리 출판사 가족들, 마켓알의 유은경 대표 등 많은 이들이 도움을 주고 격려해 주셨다. 그분들께 마음을 담아 감사드리며, 무엇보다 긴 치료 기간 동안 포기하지 않고 마음을 다잡으며 식이지도를 받고 치료에 성공하여 필자에게 보람을 느끼게 해 준 환자들에게 진심으로 감사 인사를 전한다.

2015년 겨울
이길영

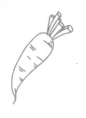
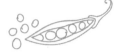

차 례

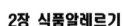

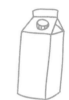

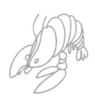

5장 아토피와 **성장발달**

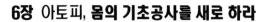

6장 아토피, **몸의 기초공사를 새로 하라**

1장

아토피 식이요법의
기본
원칙

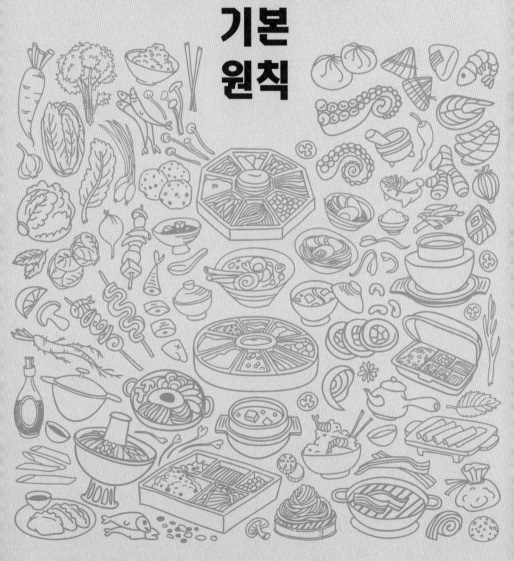

알레르기의
주범은
단백질이다

식품알레르기의 정의는 '식품 중의 당단백(glycoprotein) 성분이 면역반응(알레르기반응, 과민반응)을 일으키는 것'이다. 순수한 당이나 염 성분은 알레르기를 일으키지 않고 단백질 성분이 있어야 알레르기를 일으킨다.

한국인의 주식이자 탄수화물 식품의 대표적인 음식인 쌀, 비타민과 무기질이 주성분인 사과에도 단백질 성분은 들어 있기 때문에 어떤 환자들에게는 쌀과 사과도 해로울 수 있다. 하지만 쌀은 대표적인 단백질 식품인 육류, 어패류, 우유, 달걀, 콩에 비해서는 단백질 양이 적기 때문에 상대적으로 알레르기를 일으킬 확률이 낮다. 따라서 아토피 환자들은 단백질보다는 탄수화물, 특히 곡물 위주의 식사를 하고 탄수화물에서 주로 에너지를 공급받아야 한다. 여기서 백미, 백설탕, 백밀가루의 삼백식품과 GI(혈당지수)에 관한 의구심이 솟구치겠지만, 그런 것은 중요하지 않다. 이 책은 당뇨 환자를 위한 식이요법이 아닌 아토피 환자를 위한 식이요법을 기술하고 있기 때문이다.

우리나라가 잘살게 되면서 1980년대 이전에 비해 크게 육류 섭취량이 증가했고, 그 결과 요즘 아이들은 육류 위주의 입맛을 많이 갖고 있다. 잘 먹어야 잘 큰다는 속설도 사실이다. 요즘 청소년들은 예전에 비해 키도 크고 체격도 좋아졌다. 하지만 이것이 아토피 환자에게는 독이 되었다. 유전적으로 아토피 체질로 태어난다는 것은 단백질 성분에 민감하여 미처 다 해독시키지 못하는 체질로 태어난다는 뜻이다. 게다가 한국인은 원래 농경민족으로 곡물이나 감자를 섭취하는 데 알맞은 장을 가지고 있어 전분에 대한 소화력은 우수하지만 단백질 소화력은 수렵민족인 서구인만큼 우수하지 않다. 최근 아토피와 대장암이 증가한 이유는 단백질이 많은 식사와 관련이 있다.

아토피 환자들이 단백질 위주의 식사를 하면 계속해서 항원이 들어오고, 그렇게 되면 계속해서 이에 대한 항체를 만들어야 하므로 결국 가려움과 염증을 달고 살 수밖에 없다. 잘 먹어야 잘 큰다지만 아토피가 심한데 단백질 위주의 식사를 하게 되면 가려움이 심해져 밤에 잠을 이루기가 곤란해진다. 잠을 충분히 이루지 못하면 성장호르몬이 충분히 분비되지 않아 성장에 불리한 영향을 미친다. 이렇게 되면 양자택일을 해야 하는 상황에 놓이는데 해결

책은 단순하다. 아토피가 심할 때는 단백질 식품의 섭취를 줄이고 완화되면 다시 늘리면 된다. 아토피를 만약 10년 앓는다고 가정했을 때 증상의 강도가 똑같진 않을 것이다. 몇 년 혹은 몇 달은 증상이 심하고, 몇 년은 증상이 경미할 수 있으며, 겨울에는 증상이 심하고, 여름에는 완화될 수 있다. 따라서 가려움과 진물이 심할 때는 단백질을 제한하고, 완화되면 다시 섭취하면 된다.

그런데 환자가 스테로이드(steroid)나 사이클로스포린(cyclosporine) 등의 면역억제제를 쓰고 있는 경우에는 말 그대로 면역이 억제되어 있는 상태이기 때문에 먹는 것에 구애를 덜 받는다. 그날 먹은 음식에 따라 증상이 크게 다르지 않고, 스테로이드는 피부와 근육 속의 단백질을 분해하는 작용을 하므로 오히려 단백질을 챙겨 먹도록 하고, 쓰던 면역억제제를 줄이거나 끊었을 때는 각종 부작용과 반동현상이 오는 것을 막기 위해 단백질 섭취를 줄이거나 제한할 것을 권한다.

단백질이 알레르기를 일으키는 주범이라면 평생 단백질을 제한하는 것이 좋지 않느냐고 의문을 제기할 수 있다. 결론부터 말하자면 필자는 채식주의자가 아니다. 오히려 별 문제가 없다면 단백질을 최대한 섭취하기를 권하고, 가능하면 식물성 단백질보다는 필수아미노산이 많은 동물성 단백질 섭취를 늘릴 것을 권장한다. 앞에서 기술하였듯이 스테로이드를 오래 쓴 환자들은 피부와 근육에서 단백질이 빠져나간 상태이기 때문에 탄력을 되돌리기 위해서는 해가 되지 않는 선에서 단백질을 먹는 것이 좋다.

필자의 경우 치료 중이어도 진물이 나지 않는 보통 수준의 아토피 환자라면 하루 100g 내외의 두부, 살코기, 익힌 달걀 등을 반응을 봐 가며 섭취하라고 권하고 있고, 아토피에서 벗어난 환자들에게는 양을 정하지 않고 먹고 싶은 대로 먹으라고 하고 있다. 단, 자연식품이 아닌 단백질 보충제는 안 된다. 단백질 식품 중에서는 두부, 기름기 없는 소고기, 오리고기●, 달걀 중 먹고 나서 가렵지 않은 음식 위주로 먹으라고 권한다. 해산물은 공통적으로 알레르겐이 많아 권하지 않고 있으며, 우유는 나중에 기술하겠지만 가급적 배제하기 바란다.

단백질을 섭취할 때는 종류도 문제가 되지만* 섭취량이 매우 중요하다. 소고기를 예로 들면, 평소에 먹어 보니 별 탈이 없다 싶어서 과다하게 섭취하면 당장은 아니더라도 갈수록 축적이 되어 증상이 심해질 수 있다. 최대한 안전하게 먹되 하루 섭취량이 200g을 넘지 않도록 하고, 과다하게 섭취하였다면 먹은 날로부터 최소 3일간은 단백질 섭취를 상당량 줄이는 것이 좋다. 뒤에서 다루겠지만 종류와 양 두 가지를 모두 헤아려야 하기 때문에 병원에서 하는 알레르기 검사는 실생활에서 별 효용이 없다.

---

*예를 들어 환자 개인적 경험에 비춰 고등어는 알레르기가 심하고 소고기는 알레르기가 거의 없을 수가 있다.

● 오리고기는 닭고기와 같은 조류이지만 소고기, 돼지고기, 닭고기와 달리 포화지방산보다 불포화지방산이 많아서 기름기가 많아 보여도 알레르기를 일으키는 경우가 적다. 실제로 임상에서도 닭고기는 알레르기를 일으키고 오리고기는 괜찮다는 환자들이 꽤 있다. 하지만 과다 섭취하면 역시 알레르기를 일으키므로 주의해야 한다.

모든
기름은
유해하다

아토피 환자들은 삼겹살이나 치킨, 기름을 두른 비빔밥, 곰국 등 기름진 음식을 먹으면 더 가렵거나 진물이 증가하는 등 염증이 심해지는 특징이 있는데, 급성 반응(즉시형 과민반응)이 일어나는 두드러기 환자에게서는 이런 현상을 더욱 명확히 볼 수 있다. 덜하고 더한 정도의 차이는 있지만 이때 기름은 삼겹살 등에 들어 있는 동물성 지방뿐만 아니라 식용유, 올리브유, 홍화유, 포도씨유, 참기름, 들기름 등 모든 기름을 포함한다.

기름을 먹으면 아토피가 악화되는 이유는 다음과 같다.

첫째, 식용유, 홍화유 등에는 리놀산이 풍부한데 리놀산은 우리 몸에서 여러 단계의 대사과정을 거쳐 히스타민과 유사한 루코

트리엔(leukotriene)이라는 알레르기 반응을 일으키는 물질을 만들어내 알레르기 반응을 증가시킨다. 리놀산은 원래 식물류 중에 풍부한 불포화지방산의 한 종류로 동맥경화의 예방 및 치료에 쓰이는 이로운 성분인데 대사 과정을 거치면서 나쁜 성분이 된다.

둘째, 기름은 가열하면 트랜스지방산, 과산화물, 활성산소(free radical) 등의 유해물질을 만들어내는데, 이들 성분은 몸속에 들어가 독소로 작용한다. 특히 기름을 바꾸지 않고 여러 번 가열하여 사용하면 유해물질이 더욱 증가해 임상적으로 튀긴 음식을 사먹고 난 뒤 증상이 심해지는 경우가 많다. 좋은 기름으로 알려진 참기름이나 들기름은 짤 때부터 열을 가하여 짜기 때문에 오히려 유해성분이 많을 수 있다.

셋째, 기름은 열과 빛과 산소에 취약하여 짜낸 뒤부터 서서히 산화가 일어난다. 그중 들기름이 가장 빨리 산패되는데, 들기름은 항염증, 항노화 작용을 하는 오메가-3가 많이 들어 있어 좋은 기름의 대명사임에도 불구하고 임상에서는 비빔밥 등에 둘러 먹고 사고가 많이 나는 편이다.

필자는 치료 중에는 종류에 상관없이 모든 기름을 배제하고 있는데 유해성분도 유해성분이지만 허용하기 시작하면 가정마다 조리법이 다르고, 기름진 음식을 즐기는 환자도 있어 양을 제한하기가 힘들기 때문이다. 그래도 식품 자체에 함유된 지방 성분이 있으므로 지방을 아예 섭취하지 않는 것은 아니며, 조리 시 볶고 튀기고 두르는 과정에서 추가되는 기름을 배제해야 최소한으로 섭취할 수 있다.

　종류도 볶음이나 튀김, 참기름이나 들기름을 두른 나물, 사골을 우려낸 곰탕, 고기를 우려낸 육수 등 모든 기름기를 배제하게 하는데 확실히 기름을 먹지 않으면 가려움이 많이 줄어들고 임상적으로도 단백질을 섭취할 때보다 심한 반응을 일으키는 경향이 있어 최대한 주의를 주고 있다. 뒤에서 다루겠지만, 두뇌 발달과 다이어트에 좋다고 견과류를 먹는 사람들이 많은데, 견과류는 그 자체로 독성이 있어 심한 알레르기를 일으킨다. 또 주성분이 지방이기 때문에 아토피 환자들은 평생 멀리 해야 할 식품이며, 아토피가 아니더라도 아직 면역체계가 성숙하지 못한 어린 아이들이 먹는 것은 삼가야 한다.

　필자는 치료 중 환자가 삶거나 찐 음식에 질려 볶음 반찬이나 볶음밥을 먹고 싶어 할 때는 맛이 떨어져도 기름 대신 물을 사용하게 하고, 나물을 무칠 때도 기름은 제외하고 간장, 소금, 된장, 다진 마늘이나 파, 약간의 깨만 사용하게 하고 있다. 하지만 설탕이나 올리고당, 물엿, 꿀처럼 단맛이 나는 양념은 제한하지 않는데 설탕을 과도하게 먹는 것이 몸에 좋지는 않지만 단기간 아토피에 해로울 것은 없기 때문이다. 대신 가능하면 정제하지 않은 흑설탕을 먹는 것이 좋으며, 식초나 고추장, 고춧가루 등은 맘 놓고 먹을 수는 없고 자극이 되지 않는 수준으로만 허용한다. 샐러드드레싱에도 기름이 들어가지 않아야 하는데, 시중에 파는 소스 중에

바른 아토피 식이요법

서는 기름 성분이 없는 토마토케첩이 비교적 안전하니 라벨을 보고 식품첨가물이 들어가지 않은 것으로 구입해 먹으면 된다. 전통 음식이나 사찰음식에 많이 사용되는 들깨가루는 특히 알레르기 반응이 심하므로 반드시 주의해야 한다.

기름도 단백질과 마찬가지로 평생 제한할 필요는 없다. 필자는 증상이 호전되면 기름을 약간 두른 볶음 반찬부터 시작하게 하는데, 열을 가하지 않고 압착해서 짠 기름인 올리브유를 추천한다. 올리브유는 열을 가하여 짜낸 기름보다 비타민 등 기타 유용한 생리활성 물질이 덜 손실된 상태이고, 구조가 안정되어 있어서 가열해도 화학변화를 덜 일으키기 때문이다. 올리브유를 무사히 통과하면 나물을 무치거나 비빔밥에 조금 두르는 정도로 참기름과 들기름을 시도하면 된다. 단, 발연점이 낮으므로 볶음 요리에는 사용하지 않도록 한다. 치킨이나 탕수육, 돈가스 등의 튀긴 음식은 별로 권하고 싶지 않다. 닭고기를 먹고 싶을 때는 튀긴 치킨 대신 기름을 빼고 구운 치킨이나 삼계탕이나 백숙처럼 삶은 형태 또는 닭가슴살을 익혀서 샐러드 형태로 먹을 것을 추천하고, 나머지 음식도 가급적 굽거나 찌거나 삶아서 먹을 것을 권한다.

익힌
음식이
안전하다

구석기시대, 불을 발견하면서 인류의 삶의 질은 급속도로 향상되기 시작하였다. 난방은 물론 짐승의 위협으로부터도 보호받을 수 있게 되고, 무엇보다 생식(生食)이 아닌 숙식(熟食)이 가능해졌다. 그 전까지는 날고기를 먹을 수밖에 없었지만 숙식을 하면서 익힌 음식을 먹음으로써 각종 세균과 기생충으로부터 보호 받게 된 것이다. 그 결과 식품의 영양학적 가치가 증가하고 이용성이 좋아졌으며, 단백질의 변성과 전분입자의 호화(gelatinization, 糊化)로 소화가 더 용이해져 인류의 수명도 길어지게 되었다.

그런데 요즘은 다시 생식으로 돌아가는 사람들이 늘고 있다. 생식은 말 그대로 열처리를 하지 않고 자연식 그대로 섭취하는 것으로, 단백질과 각종 미네랄, 비타민을 파괴되지 않은 상태로 섭취

바른 아토피 식이요법

할 수 있다는 장점이 있다. 하지만 아토피 환자들에게는 이 장점이 독으로 작용한다. 앞서 식품알레르기의 주원인을 단백질이라고 밝혔는데 단백질은 열처리를 하면 파괴되어 소화가 용이해지지만 열처리를 하지 않은 식품에는 소화하기 힘든 단백질이 많이 포함되어 있어 알레르기 반응을 일으킬 가능성이 높다. 따라서 뭐든 익히지 않은 생식보다는 숙식이 알레르기에서 안전하다고 하겠다.

우리가 일상에서 가장 많이 날것으로 먹는 것은 생식 또는 선식이라고 불리는, 각종 곡물을 생으로 또는 볶아서 가루를 낸 것과 과일, 채소이다. 생식에 들어가는 곡물들은 쌀보다 단백질 함량이 높고 익히지 않은 상태라 알레르기를 일으킬 확률이 높으므로 아토피 환자들은 먹지 말아야 한다. 이런 것을 꾸준히 먹고 체질이 바뀌어서 아토피 아닌 체질로 개선될 것이라고 생각해선 곤란하다. 또 비타민과 무기질의 중요성이 강조되면서 몸에 좋을 것이란 생각에 온갖 과일과 채소를 그냥 먹기도 하고 갈아 먹기도 하고 즙을 내어 먹기도 하는데, 이 또한 아토피 환자들에게는 좋지 않은 습관이다. 특히 위산분비가 과다하고 속쓰림이 있는 사람이 공복에 과일즙이나 채소즙을 먹는 것은 위장을 갉아 먹는 행위나 다름없으며 찬 음식 자체가 위장에 부담을 준다. 임상적으로도 아토피가 심한 환자들 중에 위염이나 과민성대장증후군을 갖고 있는 경우가 많다.

과일은 우리가 생각하는 것보다 훨씬 알레르겐이 많아 우리나라에서는 별로 그러지 않지만 외국에서는 사과나 바나나, 파인

애플, 복숭아 등을 구워 먹는 경우가 많다. 토마토의 경우 생으로 먹으면 알레르겐이 강하지만 익혀 먹으면 줄어들기 때문에 아예 익혀서 조리에 사용하는 나라가 많다. 또한 과일이나 채소는 그냥 먹을 때와 갈거나 즙을 내어 먹을 때의 먹는 양이 결코 같지 않다. 평범하게 씹어서 섭취하는 양에는 한계가 있지만 갈거나 즙을 내어 먹으면 많은 양을 섭취할 수 있다. 그런데 과일과 채소에는 좋은 성분만 들어 있는 게 아니라 질소 같은 유해성분도 들어 있기 때문에 문제가 된다. 유해성분은 다행히 삶거나 데치면 많이 희석되므로 채소도 익혀 먹는 것이 안전하다.

이런 이유로 수년 전부터 유행하는 디톡스 요법이나 해독 주스 등은 금하기 바란다. 특히 시중에 유행하는 식이요법은 대부분 다이어트나 생활습관병을 위한 방법이므로 현혹되지 말아야 한다. 한국적 생활방식은 밥과 반찬으로 식사를 하는 게 정상인 만큼 유행하는 방식으로 먹었다간 사고가 날 수밖에 없다. 정상 체질인 사람들은 나중에 효과를 봤느냐, 못 봤느냐의 효과 유무만 따지면 되지만 아토피 체질인 사람들은 피부가 뒤집어지고 나면 수습하는 데 짧게는 수개월에서 길게는 수년이 걸리기 때문에 이만저만 손해가 아니다. 실제로 한참 디톡스 다이어트가 유행할 때 얼굴이 뒤집어지고 두드러기가 생겨서 내원한 환자들이 상당히 많았다.

필자는 임상에서 과일은 가장 안전한 바나나● 위주로 먹게 하고 있으며, 나머지 과일은 먹더라도 하루에 한두 쪽만 먹으라고 지시하고, 알레르기를 일으키는 것이 명확한 과일은 아예 금한다. 실제로 진물이 나는 환자들은 과일을 하루에 1개 이상 꾸준히 먹었을 경우 진물이 잘 멎지 않는다. 생채소는 기름 성분이 없는 드레싱을 사용하여 샐러드를 해 먹고, 나물은 데쳐서 기름 없이 간장이나 소금을 사용하여 무쳐 먹도록 한다. 이것만으로 충분하다. 더 많이 먹기 위해 갈아 먹거나 즙을 내어 먹으면 과일과 채소에 들어 있는 유해성분과 섬유소를 과다 섭취하게 되어 오히려 장에 자극을 줘서 나름 균형 잡혀 있던 장점막의 면역이 깨지고 아토피를 악화시킬 수 있다. 비타민과 무기질도 중요하지만 3대 영양소는 탄수화물, 단백질, 지방이다. 주객이 전도되지 않아야 한다.

그 외에도 일상생활에서 우리가 모르고 섭취하는 생식은 많다. 우유도 그중 하나이다. 우유는 기본적으로 송아지를 위한 것이다. 송아지는 위가 4개로 사람보다 훨씬 소화력이 좋다. 우유를 먹고 배탈이 나는 사람은 우유 속의 단백질 성분 때문이든 유당 성분 때문이든 우유가 잘 맞지 않는 사람이다. 이런 사람은 데워 먹으면 조금 편하게 마실 수 있는데, 그래도 아토피 환자는 우유를 자주 마시거나 카페라테 등 우유가 들어간 음료를 자주 마시는 일

● 바나나알레르기가 있을 수 있지만 바나나는 탄수화물이 주성분이어서 먹었을 때 위장이 차가워지지 않고 알레르기를 일으킬 확률이 적은데다 열량이 높아 아토피 환자의 간식으로 적당하다.

은 피해야 한다. 우유가 들어간 믹스커피도 마찬가지로 권장하지 않는다. 하지만 우유알레르기가 있어도 케이크나 빵, 과자에 들어 있는 우유 때문에 설사를 하는 사람은 거의 없다. 이는 가열되면서 단백질이 변성되었기 때문이다.

날달걀로 만든 제품을 섭취하는 경우도 많은데, 무스케이크 나 마요네즈 등이 이에 해당한다. 실험실에서 소화효소액이 들어 있는 비커에 날달걀을 넣고 섞으면 완전히 분해가 되지 않는다. 하 지만 익은 계란을 넣고 섞으면 완전히 분해가 된다.* 이렇게 익힌 음식과 날음식은 차이가 크다. 익힌 음식이 소화에 부담을 덜 주 고 안전하다.

---

*『생체방어와 식품알러지의 기능성 성분』임병우·조여원, 와우출판사, 2002

과잉 영양 섭취가
알레르기 체질을
만든다

1980년대 이전에는 아토피를 앓는 아이들이 드물었다. 그런데 요즘 신생아들은 상당수가 태열 정도는 갖고 태어나는 것 같다. 그렇다 보니 잠시 나타났다 사라지는 태열은 통과의례일 뿐 아토피로 생각하지조차 않는 것 같다. 한편 그 시절에는 누런 콧물을 달고 사는 아이들이 많았다. 필자가 초등학교에 입학하던 1970년대 후반만 해도 코를 닦기 위해 손수건을 하나씩 갖고 학교에 갔다. 그렇다면 그동안 어떤 변화가 생긴 것일까? 유전자가 급속도로 변하는 일은 없으니 식생활의 변화 때문일 것이다.

영양, 특히 단백질이 결핍되면 혈액의 농도가 옅어지고 아랫배가 물이 찬 것처럼 팽팽해져 누런 콧물(세균감염)이 나오긴 하지만 알레르기 체질이 되지는 않는다. 반대로 영양 상태가 좋아지면 누런 콧물은 나오지 않지만 알레르기 체질이 되어 맑은 콧물과 재채기가 나온다. 영양 상태가 나쁘면 세균감염 등에 대한 면역 저항력은 약해지지만 면역 과잉반응인 알레르기는 적어지고, 반대로 영양과다 상태가 되면 세균감염 등에 대한 면역 저항력은 강해지지만 면역적으로 과잉반응을 일으키기 쉬운 알레르기 체질이 되는 것이다.*

꽃가루알레르기는 시골보다 도시 사람들에게서 많이 발생한다. 환경적으로는 도시에 포장도로가 많아 꽃가루가 계속 공중에 날리기 때문이고, 개인적으로는 고영양, 운동부족, 비만 때문이다. 비슷한 예로 야생에서 자라는 마른 원숭이는 꽃가루알레르기에 걸리지 않지만 먹이를 꾸준히 먹고 자라 영양 상태가 좋은 원숭이는 꽃가루알레르기로 괴로워하는 경우가 있다고 한다.

1985년경부터 달걀과 우유 섭취량이 급속히 증가하였고, 이로 인한 알레르기 증상도 더불어 증가하였다. 앞에서도 기술하였듯이 알레르기의 주범은 단백질이고, 과잉 섭취된 단백질은 장 내에 남아 알레르기의 원인을 제공한다. 그러므로 아토피 환자들은 자기 소화 능력 이상의 단백질을 섭취하는 것을 주의해야 한다.

단백질뿐만 아니라 지방의 과다 섭취도 아토피 증가에 일조하였다. 2011년 한국소비자원에 접수된 식품 관련 위해 정보를 보

---

* 『생체방어와 식품알러지의 기능성 성분』임병우·조여원, 와우출판사, 2002

면 식품알레르기가 전체의 12%에 달했다. 특히 13세 이하 어린이의 피해가 전체의 38%, 피자나 햄버거 같은 패스트푸드가 전체 신고의 24%를 차지해 알레르기를 가장 많이 일으킨 것으로 나타났다. 햄버거와 피자에는 육류, 밀가루, 우유, 치즈, 식품첨가물을 비롯한 여러 성분이 포함되어 있다. 밖에서 사 먹는 음식들이 대부분 기름지고, 이런 기름진 음식은 비만과 생활습관병을 유발하며 아토피도 증가시킨다. 그러므로 아토피 치료 중에는 기름이 들어간 음식을 먹지 않는 것이 좋고, 치료가 끝난 뒤에도 가급적 덜 먹는 것이 좋다.

삼시 세 끼 외에 먹는 건강기능식품도 빼놓을 수 없다. 우리나라가 못살던 시절에는 겨우 끼니를 잇거나 그마저도 먹지 못하는 경우가 많았지만 지금은 먹을 것이 넘쳐난다. 먹을 것이 없어서 못 먹는 사람은 거의 없다. 그런데 식사로 충분히 영양소를 공급받을 수 있음에도 불구하고 많은 사람들이 홍삼이나 비타민, 오메가-3, 칼슘, 프로폴리스, 글루코사민, 식이섬유 등 다양한 종류의 건강기능식품을 복용하고 있다.

건강기능식품은 여러 가지 생리활성 물질이 고농도로 농축되어 있는 제품으로, 장점도 많지만 단점도 많다. 특히 음식으로 섭취하는 영양소처럼 체내에서 적절히 흡수되고 나머지는 배설되는 게 아니라 약물처럼 작용하여 면역체계를 교란시키며 과잉 영양으로 작용하는 문제가 있다. 이들 식품의 부작용 추정 사례 유형*은 가려움, 두드러기, 여드름, 피부 발진, 탈모, 구토, 메스꺼움, 복통,

설사, 소화 불량, 변비, 위염, 위통, 두통, 어지러움, 부종, 황달, 발한, 고열, 호흡 이상, 생리 이상, 안구 통증, 체중 감소 등인데, 그중 피부 증상이 상당 부분을 차지하고 있다.

실제로 원래는 정상 체질이었는데 건강기능식품을 수주 또는 수개월 복용한 뒤 두드러기나 피부묘기증이 발생하여 내원한 환자도 많고, 약간 있던 아토피가 여태까지와는 다른 양상으로 갑자기 심해져서 내원한 경우도 많다. 판매 회사에서는 대부분 처음에는 심해지다가 나중에는 좋아진다고 주장하는데 아토피는 그런 방식으로 호전되지 않으며, 합리적으로 꾸준히 관리를 해야지 특별한 방법을 써서 끝을 볼 수 있는 질환이 아니다. 만에 하나 그런 방법이 극소수의 환자들에게서 일리가 있다고 해도 자신이 환자와 보호자 입장이라면 그런 기약 없고 고통스러운 상황을 감내할 수 있겠는가?

피부가 심하게 뒤집어지고 나면 그 고통은 온전히 환자와 보호자의 몫이며 치료 기간이 짧게는 수개월에서 길게는 수년이 걸릴 수 있으므로 의료인이 아닌 판매회사에서 책임지지 못할 아토피에 대한 효과를 언급하는 건 상당히 문제가 있다고 본다. 의사는 자신의 면허에 대한 책임이 따르지만 판매회사는 그만큼의 책임이 따르지 않기 때문에 아토피나 기타 질환에 대해 쉽게 생각하

*부작용 추정 사례란 소비자가 신고한 주관적 증상으로, 그 원인이 과학적으로 규명된 것은 아니다.

　바른 아토피 식이요법

는 경향이 있는 것 같다. 이런 이유로 필자는 환자들에게 건강기능식품을 극도로 제한하고 있으며, 정 불안해하는 경우엔 아주 심하지 않은 환자에 한해 성분이 가장 가벼운 비타민 정도만 허용하고 있다.

식품첨가물은
배제되어야
한다

중국식당증후군(Chinese restaurant syndrome)이라고 있다. 중국음식을 먹고 난 뒤 머리나 어깨에 열감이 있고 사지의 힘이 빠지며 두통과 복부팽만감이 나타나는 증상으로, 우리가 흔히 MSG라 부르는 화학조미료 때문에 발생한다. MSG는 위장관에서 글루탐산으로 바뀌는데, 최근 이 글루탐산이 중추신경계 내에서 중요한 흥분성 신경전달물질이라는 의견이 제시되고 있다. MSG가 일부 사람들에게만 유해한 반응을 나타내고, 유해한 정도 역시 어떤 날은 그렇고 또 어떤 날은 괜찮으며, 증상이 발생하더라도 금방 회복되기 때문에 큰 문제가 되지 않는다고 주장하는 사람들이 있다. 하지만 임상에서 아토피 환자의 경우엔 확실히 조미료나 색소, 보존제 등 각종 식품첨가물에 반응을 하기 때문에

바른 아토피 식이요법

주의가 필요하다.

　　MSG를 비롯한 식품첨가물은 식품의 외관과 향미, 조직 또는 저장성을 향상시키기 위한 목적으로 식품에 첨가되는 비영양물질로, 식품첨가물로 허용되기 위해서는 인체 무해, 체내 비축적, 미량으로 효과 발생, 화학적 변화에 대한 안전성, 저렴한 가격 등의 조건을 갖추어야 한다. 의약품과는 달리 일생 동안 섭취하는 것이므로 기준치를 넘으면 인체에 부작용을 가져오고, 화학적 합성품과 결합해 새로운 독성을 불러일으킬 수 있기 때문에 만성 독성 시험, 발암성 시험 등을 거쳐 일일 섭취허용량을 정하게 되는 것이다. 공식적으로 흔히 쓰이는 식품첨가물의 경우 안전성 검사를 거쳐 식품공전에 등록된 것이어서 허용 기준 이내에선 인체에 해가 될 가능성이 거의 없다고 한다. 하지만 안전성을 입증하는 실험 방식들이 구식이라는 비판을 받고 있고, 방부제의 일종인 벤조산나트륨은 세포의 DNA에 유해한 작용을 하여 노화를 촉진한다는 실험 결과도 보고된 바 있으므로 안심할 수 없다. 특히 아토피 체질인 사람은 허용 기준을 그대로 믿어서는 안 된다. 천연 성분이 아닌 인공 성분은 어떤 것이든지 위와 장에 부담을 주고, 그 자체로 알레르기 반응을 나타낼 수 있기 때문이다. 또한 식품첨가물이 주의력결핍과잉행동장애(ADHD)의 원인이라는 의견도 있는 만큼 가능하면 어릴 때부터 식품첨가물에 길들여지지 않도록 하는 것이 좋다.

　　아토피 체질인 사람들은 가급적 식품첨가물이 들어간 가공식품은 많이 먹지 않는 것이 최선이다. 그러나 모든 가공식품에는 음식의 맛과 형태를 내기 위해 어느 정도의 첨가물은 첨가하기 때문에 간단하지가 않다. 그래도 합성감미료(글루탐산나트륨), 합성착색료(타르색소), 유화제(글리세린), 표백제(과산화수소), 발색제(아질산나트륨), 산화방지제(아황산나트륨), 살균제 등의 첨가물은 되도록 피하는 것이 좋고, 라벨을 꼼꼼히 확인하여 나트륨이나 합성, 화학, 시즈닝이라는 단어가 덜 나와 있는 것을 고르도록 한다. 화학 성분이 많이 들어 있는 가공식품으로는 햄, 소시지, 명란젓, 콜라, 라면, 단무지, 피클, 어묵, 맛살, 전자레인지용 팝콘 등이 있다.

주요 식품첨가물의 종류와 특징

구분	특징	용도
보존료	부패 방지	치즈, 초콜릿, 음료, 간장, 빵 등
감미료	단맛을 냄	청량음료, 간장, 과자, 빙과류 등
화학조미료	감칠맛을 냄	과자, 통조림, 음료, 다시다 등
착색제	색을 내는 화학 물질	아이스크림, 과자, 사탕 등
발색제	색을 선명하게 함	소시지, 어육 제품 등
팽창제	빵 등을 부풀림	빵, 비스킷, 초콜릿 등
산화방지제	지방성 식품 변색 방지	크래커, 수프 등
표백제	색깔을 희게 함	과자, 빵, 빙과류 등
살균제	어육 제품 살균	두부, 어육 제품 등
향신료	향 추가	빙과류, 음료 등

바른 아토피 식이요법

주요 식품에 들어 있는 인체에 유해한 식품첨가물

식품	유해 식품첨가물
햄, 소시지	아질산나트륨(발색제), 글루탐산나트륨(합성감미료)
라면	글루탐산나트륨
콜라	안식향산나트륨(합성보존료)
단무지, 피클	글루탐산나트륨, 사카린
명란젓	아질산나트륨
아이스크림, 빙과류	글리세린(유화제)
어묵, 맛살	소르빈산(보존제), 글루탐산나트륨, 과산화수소(살균표백제)
사탕	타르색소
두부	황산칼슘, 유산칼슘(응고제)
밀가루	디페노코나졸, 구아자닌(살충제)

가공식품을 조리할 때도 약간의 공정을 하면 식품첨가물 성분을 많이 줄일 수 있다. 햄이나 소시지, 어묵은 끓는 물에 1분 정도 익히면 첨가물이 녹아 나오고, 단무지나 피클은 한번 씻어서 조리하면 되고, 통조림에 들어 있는 기름이나 국물은 따라 내고 조리하는 것이 좋다.

독소가 많은
음식을
구분하자

아토피 환자에게 있어 천연 성분이 아닌 인위적으로 합성된 식품첨가물은 그 자체로 독성으로 작용하기 때문에 가급적 배제하거나 덜 먹는 것이 좋다. 그 외에 식품을 고를 때 반드시 주의해야 할 점이 있는데, 식품의 신선도와 부패도이다.

신선하지 못하고 오염된 식품은 곰팡이나 세균이 번식하여 섭취 시 독성 반응을 일으켜 복통이나 구토, 설사를 동반한다. 종종 '학교에서 급식을 먹은 학생들이 집단으로 복통, 설사 증상을 일으켜 가검물을 채취하여 조사에 들어갔다'는 기사를 접할 수 있는데, 이를 집단 식중독이라고 한다. 식품의 오염과 신선도가 문제가 된 경우이다. 이때도 증상이 경미하거나 아무렇지 않은 학생이 있는 반면 며칠을 입원하여 치료 받는 학생도 있는 등 개체 간에 차

바른 아토피 식이요법

이는 있어도 대부분 식중독을 일으켰으므로 본인의 체질보다는 세균이 문제가 됐다고 할 수 있다. 한편 식당에서 똑같이 바지락 칼국수를 먹었는데 일행은 모두 괜찮고 나만 두드러기가 났다면 어떻게 봐야 할까? 이 경우 처음 먹는 음식이 아니었다면 부패도와 개인의 체질이 겹친 경우로 판단한다. 음식의 신선도에 경미한 문제가 있거나 바지락을 산란기에 채취하여 독성이 있거나 그 환자가 원래 알레르기 소인이 있어 민감하게 작용한 것이다.

아토피 환자들은 정상인들은 문제가 되지 않는 범위의 작은 독성에도 민감하게 반응하기 때문에 필자는 임상에서 아토피를 치료하는 동안에는 해조류를 제외한 해산물은 먹지 못하게 한다. 해산물은 신선도에 큰 영향을 받기 때문이다. 보통 사람에게 있어 어패류는 칼로리가 낮고 소화가 잘되는 양질의 단백질 공급원이지만 게나 새우 같은 갑각류나 조개류는 심한 알레르기 반응을 일으킨다. 특히 산란기에는 독성이 강해지므로 더욱 주의해야 한다. 고등어 같은 생선은 부패하는 속도보다 더 빨리 효소분해가 일어나 알레르기를 일으키는 히스타민(histamine)이 생성되므로 문제가 자주, 그리고 많이 발생한다. 흰살 생선이 그나마 좀 나은데, 바다에서 갓 잡은 것이라면 모를까 굴비 같은 것은 말리고 가공하는 과정에서 불순물이 들어갈 수 있고 신선도가 떨어지므로 굳이 위험을 감수하고 먹을 필요는 없다. 회는 익히지 않은 생식이므로 더더욱 안 된다. 필자가 치료하던 한 환자는 잘 치료되어 가다가 괜찮겠지 싶어 회를 두어 번 먹고 피부가 감당되지 않을 만큼 심하게 뒤집어진 적이 있었다.

수년 전 필자에게 한포진을 치료받은 환자가 자신이 알고 있는 거래처 사람이 알레르기가 있다면서 함께 온 적이 있다. 50대의 이탈리아 남성이었는데, 손등과 팔에 건선이 조금 있었다. 한국에서 계속 치료받을 수 있는 상황도 아니고 아주 심한 편도 아니어서 보습제를 처방하고 해산물에 주의하라고 하였다. 그랬더니 그때까지 시큰둥하게 진료를 받던 환자가 갑자기 말하기를 자신은 업무상 세계 곳곳을 다녔고 건선 진료도 많이 받았지만 해산물 얘기를 하는 의사는 필자뿐이었다는 것이다. 그러면서 자신은 바닷가가 고향으로 열다섯 살 무렵 고등어를 먹고 건선이 생긴 것 같은데 아마 그 고등어가 상했었는지 이런 병이 생겼다면서 지금도 해산물을 먹으면 건선이 심해지는 것 같아 잘 먹지 않는다고 하였다.

필자는 이와 같은 이유로 아토피 환자들에게 단백질 공급원으로 생선보다는 두부와 육류, 달걀을 권한다. 학술적으로는 어패류가 육류보다 알레르겐이 낮다고 하지만 임상적으로 그리고 현실적으로는 안전하지 않다.

신선도에는 문제가 없지만 식품 자체에 독성이 있는 것들도 있다. 외우지 말고 원리를 깨우쳐 두면 쉽다. 일반적으로 생물의 생식이나 증식과 관련된 식품은 알레르겐이 강하고 관련이 적은 식품은 약하다. 모든 생물은 자손을 남기기 위해 알이나 종자를 만든다. 포유류라면 자식을 키우기 위해 젖을 생산한다. 이런 원리로 우유나 달걀, 견과류, 씨앗 등은 알레르겐이 강하고, 생선이나

　　　　　바른 아토피 식이요법

조개의 알, 내장, 육류의 내장도 생선살이나 육류의 골격근에 비해 알레르겐이 강한 편이다. 과일이나 채소 중에서도 딸기나 키위, 토마토, 오이처럼 씨앗까지 먹는 식품들은 그렇지 않은 과일이나 채소에 비해 상대적으로 독성이 많고 알레르겐이 강하다. 이들 식품은 날카로운 가시나 껍질에 둘러싸여 있거나 유독 성분 등으로 방어 장치를 해 놓았기 때문에 구분이 그렇게 어렵지 않다. 다른 동물들에게 빼앗기는 것을 막기 위함이다. 예를 들어 밤은 날카로운 가시에 싸여 있고, 호두는 단단한 껍질에 들어 있으며, 은행은 청색증을 유발하는 독성 물질인 시안배당체와 메칠피리독신을 함유하고 있다.

향과 맛으로도 구분할 수 있다. 임상에서 아토피 환자들은 향이 너무 강하거나 악취가 나거나 맛이 쓴 나물이나 단맛이 덜하고 신맛이 강한 과일도 주의해야 한다. 향이 강한 쑥, 냉이 같은 나물들은 그렇지 않은 나물에 비해 독성이 있으니 반드시 데치거나 익혀서 먹는 것이 좋고, 실제로 아주 심한 환자들은 달래양념장에도 반응한다. 같은 과일이라도 단맛이 강할수록 더 안전하다고 판단하면 된다. 예를 들어 떫은 감보다는 단맛이 강한 감이 안전하고 신맛이 강한 귤보다는 달고 밍밍한 귤이 더 안전하다.

위와 장이
편해야 한다

"환자의 위와 장이 어디 있는지를 몰라야 합니다."

필자가 환자들을 진료할 때 자주 하는 말이다. 말 그대로 아토피 환자들은 소화가 잘되고 배변에 문제가 없어야 한다. 뭔가를 먹으면 늘 소화가 안 되고 속이 쓰리고 복통이 자주 있고 설사나 변비에 시달린다면 위장관 면역에 문제가 있다는 말이다. 이런 사람은 계속 알레르기 반응이 발생하고 염증이 생기기 때문에 치료 경과가 더딜 수밖에 없다. 필자가 기술하는 아토피 식이요법이 잘 이해되지 않는다면 무조건 소화가 잘되고 배변이 잘되도록 관리해야 한다는 것만 기억해도 좋다. 이것이 아토피 식이요법의 가장 기본적이고도 중요한 원칙이다.

위와 장이 편하기 위해서는 무조건 소화가 잘되는 음식들을 먹어야 한다. 필자는 진료를 하면서 아토피 환자나 보호자에게 아예 이유식을 처음 시작하는 아이처럼 식이요법을 하여 장점막을 새로 세팅하라고 조언한다. 이유식을 할 때는 보통 자극이 없는 재료부터 순서대로 하는데, 이때도 가장 먼저 주는 게 쌀미음이다. 체하거나 단식을 한 뒤 가장 먼저 먹는 것도 쌀미음과 쌀죽이다.

한국인의 장은 전분소화형으로 육류보다는 곡물이나 감자를 섭취하는 데 알맞고, 기본적으로 한국인의 주식은 쌀이다. 쌀은 현미나 잡곡에 비해 영양소는 부족할지 몰라도 소화가 잘되어 위와 장에 가장 부담이 없다. 물론 쌀에도 분명 단백질이 함유되어 있고 쌀에 알레르기가 있는 환자들도 있다. 하지만 쌀은 가열하면 상당한 정도까지 활성이 감소하는데다 한국인들은 삼국시대 이후로 쌀을 주식으로 먹으며 이에 맞춰 진화해 왔기 때문에 쌀이 맞지 않는 사람, 더 정확하게 표현해 쌀알레르기가 겉으로 드러나는 사람은 극히 드물다. 반대로 현미를 비롯한 찹쌀이나 보리, 밀 등의 잡곡은 영양소가 많은 대신 섬유질이 많고 거칠어서 소화가 잘 안되고 위와 장점막에 자극을 주며, 장운동을 과하게 촉진하여 설사를 유발할 수 있다. 무엇보다 백미에 비해 단백질 성분이 많이 들어 있어 필자는 아토피 치료 중에는 환자들로 하여금 무조건 흰쌀밥을 주식으로 먹게 한다. 밥은 주식으로서 가장 많은 양을 섭취하는 것이기 때문에 절대 양보할 수 없다.

실제로 임상에서 좋다는 말만 듣고 현미나 잡곡밥을 먹고 있던 환자들이 흰쌀밥으로 바꾼 뒤 아토피나 두드러기가 완화되는 것을 자주 볼 수 있다. 특히 아직 위와 장이 연약한 소아에게는 거친 잡곡을 먹일 필요가 없다. 성인 환자들 중에서도 잡곡에 대한 미련이 많은 환자들에게는 아토피에서 완전히 벗어나거나 40세가 넘어 생활습관병을 걱정할 시기가 되면 시도해 보라고 한다.

누누이 강조하지만 주식은 흰쌀밥으로, 부식이나 간식도 앞서 말한 원칙을 잘 지켜 소화가 잘되고 부담이 없는 것으로 먹어야 한다. 반찬을 만들 때 후춧가루를 자주 쓰거나 마늘을 듬뿍 넣거나 청양고추를 즐겨 먹거나 카레처럼 향신료가 많이 들어간 음식을 자주 먹는 것은 아토피에 좋지 않다. 술 또한 위와 장에 자극을 주므로 철저히 금하고, 커피나 차, 탄산음료 등은 위와 장에 부담이 가지 않는 선에서만 허용하며, 낫고 난 뒤에도 가급적 자극이 없는 음식에 길을 들이는 것이 좋다.

개인적으로 아토피를 치료하는 의사로서 매우 염려되는 것이 있는데, 아이들이 일찍부터 햄버거나 피자 등의 패스트푸드에 노출되면서 드레싱이나 소스 같은 양념 맛에 길들여지는 것이다. 햄버거를 먹으면 고기 맛보다는 소스 맛으로 인식하게 되어 나중에도 간이 센 음식을 선호하게 된다. 이는 매우 좋지 않은 식습관이므로 부모의 관리와 교육이 필요하다.

발효식품의 과다 섭취도 위와 장에 좋지 않다. 한국인들은 전통적으로 된장, 간장, 고추장을 비롯해 김치와 젓갈, 식혜 등의 다양한 발효식품을 먹어 왔고 요즘은 요구르트와 치즈를 즐겨 먹는 사람도 많은데, 아토피 환자에게는 유제품이 해롭기 때문에 요구르트와 치즈는 안 되지만 이 정도를 부식으로 먹는 것은 대체로 괜찮다. 소화도 도와주고, 발효 과정에서 새로운 성분이 합성되어 영양가도 향상되기 때문이다. 한 예로 김치는 익는 과정에서 생산된 젖산이 항균작용을 하여 장내 유해 세균의 번식을 억제하고 비타민 함량도 높아진다. 그런데 제품화된 발효식품을 지속적으로 복용하게 되면 상황이 달라진다. 반찬으로 자연스럽게 섭취하는 정도는 괜찮지만 제품화된 것을 꾸준히 일정량을 복용하게 되면 지나치게 많은 양이 투입되어 오히려 나름 균형 잡혀 있던 장내에서 이상 발효가 생겨 속이 더부룩해지면서 복부가 팽창하고 가스가 차는 등의 이상 증상이 나타날 수 있다. 이렇게 되면 당연한 수순으로 아토피가 악화된다. 뭐든지 필요 이상으로 섭취하면 몸속에 노폐물이 쌓이고 해로운 것을 만들어내 독성으로 작용하는 법이다.

수년 전에는 변비에 좋다고 청국장환이, 요즘은 유산균이 유행인데 청국장환이나 유산균을 먹고 아토피가 심하게 악화되거나 없던 두드러기가 생겨서 내원하는 환자들이 많이 있다. 2014년에 식약처에 신고된 건강기능식품 부작용 추정 사례 중 유산균이 가장 많은 것으로 나타났는데, 부작용 증상은 위장관 장애가 가장 많았고 그 다음이 피부 부작용이었다. 현재도 많은 병원에서 유산균을 처방하고 여러 회사에서 유산균을 판매하고 있는데, 개인적으로 이에 대한 폐해가 계속 보고되리라 생각한다. 임상적으로 어릴 때부터 아토피가 있고 현재 증상이 심한 환자일수록 부작용이 심한 것 같다.

아토피는 약물 치료가 필요할 때는 양약이든 한약이든 약을 복용해야지 효과가 불분명한 건강기능식품에 의지해서는 안 된다. 아토피 식이요법의 원칙들을 잘 지키면 유산균 등을 먹지 않아도 장내 세균이 자연스럽게 균형 잡혀 장점막의 면역이 좋아진다. 반복해서 말하지만, 정상 체질인 사람들은 나중에 효과 유무만 따지면 되지만 아토피 환자들은 피부가 뒤집어지고 나면 수습하는 데 오랜 시간이 걸리고 그 과정에서 몸고생과 마음고생을 하게 되므로 신중해야 한다. 아예 먹지 않으면 최소한 손해는 보지 않는다.

필자를 찾아오는 아토피 환자들은 많은 병원과 치료법을 거쳤지만 대부분 실패를 경험하고 비로소 한방 치료를 결심하고 오는데, 이중 중간에 유산균 한 번 안 먹어 본 환자는 거의 없다. 유산균으로 치료에 성공했다면 필자에게까지 오지 않았을 것이다. 필자는 치료 중이나 치료 후에도 환자들에게 유산균을 권하지 않는다. 된장국이나 찌개는 되도록 엷게 끓여서 먹도록 하고 청국장 찌개나 낫토는 장에 자극을 줄 수 있으므로 먹지 못하게 한다. 김치도 젓갈을 많이 넣은 것보다는 넣지 않거나 적게 넣은 것이 자극이 적다. 지나침은 모자람만 못한 법이다.

2장

식품
알레르기

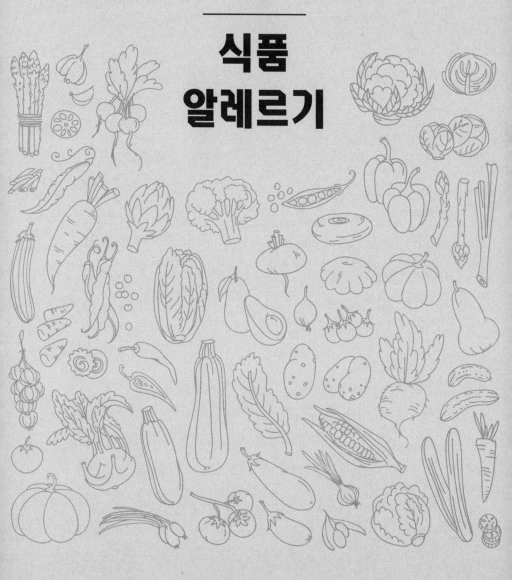

치료와 교육의
양방향으로
다가가야

아토피는 늘 호전과 악화를 반복하기 때문에 어떤 원인으로 인해 갑자기 악화가 되었는지 간파하기가 어렵다. 나름 들은 대로, 공부한 대로 관리해도 시도 때도 없이 악화되면 환자와 보호자는 과연 악화요인이 존재하는지조차 의심하게 되고, 실망하고 좌절해 마침내 치료를 포기하게 된다.

이는 비체계적인 학습에 상당한 책임이 있다고 본다. 흔히 아토피 환자나 보호자들은 말없이 처방만 해 주는 의사보다는 주변 사람들이나 인터넷상의 비전문가에게 정보를 얻어 이를 상위 기준으로 두고 현재 상황과 앞으로의 치료에 대해 판단을 하는 경향이 있는데 바람직하지 않다. 비전문가들이 주는 정보는 말할 것도 없고, 심지어는 아토피 환자들끼리 주고받는 정보도 경험에서 나온

점은 높이 사지만 이런 것들은 상당한 주관과 잘못된 학습에 기인하므로 의존하지 않았으면 한다.

그래도 믿을 수 있는 것이 주치의의 조언이나 지시, 아토피 전문의가 쓴 칼럼, 책 그리고 강연이라고 생각한다. 이를 위해 의사들도 좀 더 환자에 대한 책임감을 갖고 그들의 고통과 경제적 부담, 그리고 사회가 부담하고 있는 비용을 더 헤아리고 이해하여 아토피에 대한 치료와 교육의 양방향으로 다가가는 것이 좋지 않을까 생각한다.

식이를 제외한 아토피를 악화시키는 요인들과 관리법

아토피는 식이를 제외하고도 다양한 요인들에 의해 악화되는데, 기본적으로는 피부가 건조함으로 인해 발생하는 문제가 많으므로 피부가 건조해지지 않게 관리하여야 한다. 피부에 적절히 보습●을 해 주고 지나친 목욕이나 사우나는 하지 않는 것이 좋다. 보습력이 좋은 세제나 비누일지라도 과도하게 사용하지 않도록 하고 특히 피부장벽을 손상시킬 수 있는 항균세제는 사용하지 않

● 보습력이 좋아도 트러블을 일으키는 제품을 사용하는 것은 바람직하지 않다. 제품을 바르고 붉어지거나 발진이 돋는 등 기존 아토피 병변이 심해진다면 그 제품의 사용을 즉시 중단하여야 한다. 특히 오일 제품에 주의해야 한다.

아야 한다. 필자의 경우 아토피 병변 부위는 때를 밀지 않게 하고 있으며, 일부러 땀을 내게 하는 사우나나 반신욕은 감염 위험이 있고 체온 상승으로 인해 가려움이 증가할 수 있으므로 절대로 금한다. 손에 아토피가 있는 환자들은 손 씻는 횟수를 최소화하고, 가능하면 씻을 때도 비누 없이 물로만 씻으라고 조언한다.

환경적으로도 봄, 가을 환절기나 건조한 계절인 겨울, 그리고 실내 환경이 건조할 때 악화되는 경향이 있다. 하지만 환자에 따라서는 습한 계절이나 환경에서 악화되기도 하며, 소아 환자의 경우 덥고 땀이 많이 나는 계절에 악화되기도 하므로 환자의 개인적인 악화 환경을 파악하여 최적의 환경을 세팅해 주는 것이 좋다. 건조함에 취약하면 젖은 빨래나 화분 등으로 실내 습도를 조절해 주고, 특히 겨울철에는 보일러 사용을 줄여야 한다. 반대로 더위나 땀 등 습기에 취약한 경우에는 에어컨을 적극 사용하여야 한다.

꽃가루나 황사, 집먼지나 집먼지진드기, 개나 고양이의 털도 주요 악화 요인이므로 꽃가루나 황사가 날릴 때는 외출을 최소화하고 황사 방지 마스크를 사용하는 것이 좋다. 집에서는 먼지가 쌓일 수 있는 커튼이나 패브릭 소파, 카펫, 털로 만든 인형 등의 사용을 금하고, 침구도 자주 세탁하거나 알레르기 방지 침구를 사용하는 것이 좋다. 특히 곰팡이는 완벽하게 관리해야 하며, 애완동물은 가급적 키우지 않는 것이 좋다. 새집증후군에 의해서도 악화되고, 헌집이어도 도배나 인테리어, 새 가구를 들이면서 악화되기도 한다. 새집으로 이사를 가는 불가피한 경우는 어쩔 수 없으니 환

바른 아토피 식이요법

기를 확실하게 하거나 최대한 친환경 자재를 사용하는 것이 좋다. 상태가 좋지 않을 때는 굳이 인테리어를 새로 하거나 새 가구를 들이지 않아야 한다. 실제로 필자의 환자들 중에는 사무실에 페인트 칠을 하고 나서 아토피가 심하게 악화된 경우도 있었고, 심한 아토피로 치료하던 중에 인테리어를 새로 하여 더 심해진 경우도 있으며, 새 학원으로 옮기면서 피부가 더 가렵다고 호소하는 환자도 있었다.

옷이나 액세서리, 화장품도 관리해야 한다. 꼭 유기농 면으로 된 옷을 입을 필요는 없으나 촉감이 거친 니트나 울섬유, 화학섬유는 삼가고, 가급적 부드러운 촉감의 옷을 입는 것이 좋다. 목 뒤에 부착되어 있는 라벨은 모두 제거하고 입는 것이 좋으며, 스타킹이나 양말, 속옷의 고무밴드처럼 몸을 압박하는 것들도 아토피를 악화시킬 수 있으니 주의하도록 한다. 금속으로 된 단추나 벨트의 버클, 금이 아닌 액세서리도 아토피를 악화시킬 수 있으므로 피해야 한다.

아토피 환자들의 피부는 화장품에 매우 민감하게 반응하는데, 그럼에도 불구하고 화장품에 지나치게 의존하는 환자들이 많다. 보습만 잘해도 호전되는 경미한 상태라면 모를까 심한 상태에서는 특정 화장품을 사용한다고 해서 호전되지 않으며, 오히려 화장품에 과민하게 반응하여 염증이 더 심해질 수도 있으니 지나친 의존심과 기대심리는 버려야 한다. 가장 흔한 화장품 트러블은 유분이 과도한 제품을 바르고 난 뒤 피부에 오톨도톨한 발진이 돋는 것이다. 피부가 건조해도 보습력이 좋은 제품이 잘 맞지 않을 수 있으니 오일이나 버터 제품은 신중하게 선택해야 하며, 잘 모를 때는 아토피 전용 로션을 선택하는 것이 좋다.

2010년경 스테로이드 함유 화장품이 적발되어 사회적으로 문제가 된 적이 있었는데 그런 사실이 밝혀지기 몇 년 전 필자에게 왔던 한 아토피 환자가 있었다. 자신은 피부과 치료를 해도 딱히 낫지 않고 예전에 한의원 치료를 받은 뒤 더 심해진 경험도 있어 새삼 치료하기가 겁이 난다고 하면서 각종 치료에도 반응을 하지 않는 아토피가 특정 화장품만 바르면 깨끗하게 낫는다고 하기에 필자가 화장품에 그런 효과가 있을 수 있느냐고 반문한 일이 있었다. 진심으로 의아했었는데 나중에 기사를 보니 그 환자가 말한 화장품이 바로 등급 높은 스테로이드를 넣은 그 화장품이었다. 정상적으로 만든 화장품은 그런 드라마틱한 효과가 있을 수 없으며, 약물치료보다 나은 효과가 있으면 의심을 해 보아야 한다. 또한 명현반응(瞑眩反應, 일명 호전반응)이라고 하여 초기에 증상이 심해지다가 나중엔 낫는다고 주장하는 화장품 회사도 있는데, 반복해서 말하지만 아토피는 그런 식으로 치료되지 않는다. 그러므로 특이한 콘셉트의 화장품을 선택할 때는 신중해야 한다. 건강기능식품뿐만 아니라 화장품으로 인한 부작용을 수습하는 데도 수개월에서 길게는 수년이 걸릴 수 있으며, 누누이 강조하지만 이는 온전히 환자와 보호자의 몫이다. 화장품은 아토피 피부를 가진 사람이 쓰기에 적합한 제품과 부적합한 제품 정도로만 이해했으면 좋겠다.

기초 제품은 가능하면 알레르기 테스트를 통과한 제품을 골라서 세 가지 이하로 사용하되, 보습력이 풍부한 제품도 좋지만 증상을 악화시키거나 트러블이 없어야 하므로 보습력이 모자랄 때는 잘 맞는 제품을 여러 번 바르는 것이 좋다. 메이크업 제품은 얼굴 아토피가 심하지 않을 때 사용하고, 지나치게 피부를 뽀드득뽀드득 씻어 내는 클렌징 제품은 사용하지 않도록 한다.

사춘기 이후 아토피 환자들은 스트레스가 큰 악화 요인인데, 학생의 경우 시험기간에 특히 악화되는 일이 많다. 직장인의 경우에는 입사 초기나 프로젝트를 할 때 많이 악화된다. 실제로 고3 수험생의 경우 입시가 끝나면 갑자기 아토피가 호전되는 경향이 있다. 소아 환자의 경우는 스트레스보다 감염이 주요 악화 요인인데, 예전에 필자가 치료하던 한 소아 아토피 환자는 수족구병에 걸리면서 증상이 더 심하게 악화된 적이 있었다. 이렇게 치료 중에 감기에 걸리거나 기타 바이러스, 세균 감염이 오면 아토피가 악화되고 예방접종을 하고 나서도 악화되는 경우가 많으므로 꼭 해야 하는 예방접종은 상태가 좋을 때 하는 것이 바람직하다.

이렇듯 식이를 제외한 다른 악화 요인들 중 스트레스는 어쩔 수 없다 해도 굳이 좋은 환경을 골라 이사를 가거나 이민을 가지 않고도 관리할 수 있는 방법은 얼마든지 있다. 매뉴얼대로 세팅하고 조치하면 장기간 통제가 가능하므로 쉽진 않아도 최소한 어렵지는 않다고 할 수 있다.

식품알레르기의
증상

식이를 제외한 악화 요인을 적절히 통제하고 나면 식이를 관리하기가 쉬워진다. 하지만 식이는 환경이나 접촉 등 비교적 장기간 통제가 가능한 다른 악화 요인과는 달리 매일매일 먹는 다양한 음식과 그때그때의 상태나 컨디션, 특히 위장관 면역 상태에 따라 반응이 달라지므로 세팅과 조치가 어렵다. 심지어 식품알레르기 증상은 소화와 배설을 담당하는 위와 장뿐만 아니라 피부, 호흡기, 신경계, 비뇨기 등 다양한 장기와 조직에서 나타나므로 연관을 짓기 어려운 경우가 많다. 먼저 식품알레르기가 일으키는 일반적인 증상을 알아보자.

바른 아토피 식이요법

장기와 조직에 따른 식품알레르기 증상

장기와 조직	알레르기 증상
피부	두드러기, 가려움, 아토피나 습진 악화
점막	맥관부종(혈관부종)
호흡기	호흡 곤란, 재채기, 콧물, 가래
소화기	구토, 복통, 복부 팽만, 설사, 가스
신경계	두통, 편두통
비뇨기	빈뇨
정신·행동	흥분, 권태, 피로

표에서 보다시피 음식을 잘못 먹으면 갑자기 두드러기가 발생하거나 몸이 가렵고, 기존에 갖고 있던 아토피나 습진 등의 피부병이 악화될 수 있다. 두드러기는 특정 음식을 먹고 24시간 내에 주로 발생하는데, 임상에서 갑각류와 어패류 등의 해산물, 돼지고기, 닭고기 등의 육류, 메밀 등의 곡류, 햄 등의 가공식품, 피자와 햄버거 같은 패스트푸드 등으로 다양하다. 간혹 망고 같은 열대과일이 원인이 되기도 한다. 두드러기가 심한 경우에는 입술이나 혀, 눈꺼풀, 손가락, 발가락이 붓는 맥관부종을 동반하며, 특히 후두가 부어 호흡곤란이 올 수도 있는데, 이때는 즉시 응급실로 가야 한다. 후두부종을 유발하는 음식은 주로 게, 가재, 새우 등의 갑각류와 땅콩, 호두, 아몬드 등의 견과류이다. 육류나 가공식품, 패스트푸드 등의 경우는 후두부종까지는 잘 동반하지 않는다. 만

약 갑각류나 견과류 등 특정 음식을 먹고 후두부종을 경험했다면 생명이 위험에 처할 수 있으니 그 음식은 미련 없이 평생 금하는 것이 좋다. 두드러기나 발진 없이 가려움증만 나타나기도 하는데, 이 경우는 대개 수분에서 수시간 내에 사라진다. 피부 반응에 앞서 음식물을 삼킬 때 입 안이나 목구멍이 가려운 경우도 있는데, 부종이 없다면 역시 수시간 내에 사라진다. 사과나 배, 복숭아 등으로 인한 과일알레르기는 입술이 부르트고 입안이나 목구멍의 가려움을 유발하는 형태로 많이 나타난다.

식품알레르기 증상이 소화기로 나타나면 복통, 구토, 설사, 복부팽만 등이 오는데, 특정 음식을 먹고 구토나 설사까지는 아니어도 가스가 차고 복부가 부어오르는 증상은 매우 흔하게 나타난다. 임상에서는 화학조미료나 우유, 유산균 등의 유제품, 밀가루 등을 먹은 뒤에 많이 발생하는 편이고, 앞의 단락에서 기술한 두드러기를 발생시키는 음식들도 두드러기 없이 소화기 증상만 유발할수도 있다.

특정 음식을 먹고 난 뒤 두통이나 편두통이 오는 경우도 종종 있는데, 화학조미료나 땅콩, 호두 등 견과류로 인한 경우가 흔하다. 편두통은 티라민(tyramine)이나 페닐알라닌(phenylalanine)처럼 혈관에 작용하는 물질이 포함된 식품에 의해 주로 발생하며, 초콜릿이나 치즈, 와인, 소시지, 절이거나 건조한 생선에 많이 들어있다. 카페인이나 알코올이 함유된 음식에 의해서도 곧잘 유발되므로 원인이 확실하다면 먹지 않는 것이 최선이다. 빈뇨나 권태, 피로감 등의 신경계 증상은 매우 주관적이어서 식품알레르기라고 단정하기는 어려우나 특정 음식을 먹고 난 뒤 증상이 나타나는 빈도가 잦다면 의심해 볼 수 있다.

식품알레르기가
아토피를
악화시키는
양상

아토피 환자에서도 식품알레르기가 두드러기나 맥관부종 형태로 나타날 수 있다. 이 경우는 알레르기 반응 중에서도 즉시형 과민반응 형태로, 대체로 그 음식을 먹고 난 뒤 수분에서 수시간 내에 증상이 나타나기 때문에 원인이 되는 음식을 알아차리기가 쉽다. 두드러기 증상 없이 눈가가 붉어지거나 갑자기 피부가 가려워지기도 하는데, 이 역시 즉시형 과민반응이므로 일단은 문제가 된 음식은 가급적 먹지 않는 것이 좋다. 음식을 먹고 수시간 뒤에 복통이나 구토, 설사, 복부팽만, 가스 등의 위장관 이상 증상이 나타날 수도 있다. 피부에 미치는 영향이 미미하거나 불분명해도 일단 위장관 이상 증상이 나타나면 그 음식과 맞지 않는 것이므로 가급적 피하는 것이 좋다.

아토피나 화폐상 피부염(원형 또는 화폐 모양의 습진이 나타나는 증상), 한포진(손발 피부에 투명하고 작은 물집이 무리지어 생긴 비염증성 수포성 질환) 등의 습진이나 스테로이드 부작용이 있는 환자들은 증상이 더 심해질 수도 있다. 당장은 아니어도 밤에 가려움이 더 심해지거나 진물의 양이 늘거나 물집의 개수나 크기가 증가하거나 발진이 돋는 등의 반응이 나타나기도 한다. 이 경우에도 역시 하루나 이틀 정도 동안 먹은 음식을 상기하여 원인이 된 음식을 가급적 먹지 않는 것이 좋다.

이렇듯 두드러기나 눈가가 붉어지는 것처럼 즉시형 과민반응이 나타나면 원인이 된 음식을 알아내기가 쉬운데 이와 반대로 섭취 후 24~28시간이 경과한 뒤에야 반응이 나타나는 지연형 과민반응의 경우엔 좀처럼 알아내기가 어렵다. 여기에 해당하는 음식들은 대개 밀가루, 우유, 식품첨가물이어서 필자는 치료 중에는 이들 음식을 금하고 있으며, 치료가 끝난 뒤에도 덜 먹을 것을 권한다. 임상에서는 아토피나 습진 환자들 중에서도 상대적으로 진물이나 가려움이 심하지 않으면서 피부가 건조하고 붉은 홍반이 생기면서 피부가 벗겨지는(박탈) 형태의 아토피를 가진 환자들 중에 이런 경우가 많다.

새우, 게, 메밀, 우유, 콩 등 보편적으로 알레르기를 일으킬 확률이 높은 음식들이 있지만, 그보다 우선하는 것은 개인적인 특성이다. 그러므로 평소에 식품일지를 기록하여 의심이 가는 음식들에 대한 정보를 취합하고 기억해 두면 많은 도움이 된다. 일관성 있는 정보가 취합되지 않고 잘 모르겠다 하는 경우에도 평생 면역억제제를 복용하고 살 것이 아닌 이상 최소한의 식이요법은 하여 위 장관 면역 상태를 개선하고 유지하려는 노력은 해야 한다. 이렇게 하다 보면 아토피가 많이 호전될 것이다. 필자를 찾아온 많은 아토피 환자들이 초기에는 자신의 증상은 먹는 것과는 별 상관이 없다고 자신한다. 하지만 필자의 지시에 따라 체계적으로 식이요법을 하고나서는 식이를 무시할 수 없다는 사실을 인정한다. 심지어 나중에는 오히려 다른 환자들에게 식이요법을 철저히 하라고 조언하는 재밌는 광경이 벌어지기도 한다.

스테로이드나 사이클로스포린 등의 면역억제제를 쓰고 있는 환자들은 알레르기 반응이 감춰져 있기 때문에 식이에 거의 영향을 미치지 않거나 미치더라도 그 영향이 미미해서 식이요법을 무시하기가 쉬운데, 임상에서 상당 기간 면역억제제를 썼음에도 불구하고 좀처럼 호전되지 않는 경우도 많다. 이렇게 되면 의사들은 어쩔 수 없이 투약량을 늘리거나 등급을 높이게 되는데, 면역억제제의 용량과 등급에도 한계가 있다. 한계에 이르면 많은 위험이 따르므로 그런 상황에 처하지 않기 위해서라도 최소한의 식이요법은 해야 한다.

무엇보다 환자 스스로 본인의 면역체계를 개선하는 노력이 필요하다. 면역억제제를 쓴 뒤 증상이 호전되어 투약량을 줄이거나 끊을 때도 주의해야 한다. 억제되어 있던 면역이 갑자기 과민해져 부작용과 반동 현상의 위험이 따를 수 있기 때문이다. 이를 줄

바른 아토피 식이요법

이기 위해라도 식이요법은 반드시 필요하고, 이 시기에는 더욱 적극적으로 식이요법을 행해야 한다.

알레르기
검사의 한계

필자에게 치료받는 환자들은 수년간 식이지도가 시스템화 되어 있기 때문에 요즘은 그렇지 않지만 초기에만 해도 필자가 식이요법을 지시하면 검사를 해서 그 식품만 먹지 않으면 되지 않느냐고 반문하는 환자들이 많았다. 알레르기 검사가 정확하고 믿을 만하다면 회피요법이 편하고 좋은 방법임에 틀림없다. 하지만 아직까지는 기대에 미치지 못하기 때문에 그럴 수가 없고, 앞으로도 그럴 가능성은 적어 보인다.

병원에서 일반적으로 행하는 알레르기 검사는 혈액을 채취하여 특정 항원에 대한 항체가 몸속에 존재하는지를 보는 MAST 검사(다중 알레르기 항원 검사, multiple allergen simultaneous test)이다. 이때 항원으로 사용되는 식품 항원은 콩, 우유, 치즈, 달걀 흰

바른 아토피 식이요법

자, 게, 새우, 참치, 대구, 연어, 돼지고기, 닭고기, 소고기, 레몬, 라임, 오렌지, 복숭아, 밀, 쌀, 보리, 마늘, 양파, 땅콩, 효모, 토마토, 고등어 등이다. 이것도 식품항원을 자세히 검사하고자 할 때 사용되는 항원들이며, 일반적으로는 아카시아, 물푸레나무, 자작나무, 곰팡이, 고양이털, 개털 등의 흡입 항원 검사를 더 많이 한다.

알레르기 검사의 문제는 첫째, 위 항목에서 보듯 항원의 종류가 적어서 실생활을 충분히 반영하지 못하고 둘째, 이 검사 자체가 감수성이 낮으며 셋째, 무엇보다 식품 알레르기는 위장관의 면역 상태가 중요한데 이를 반영하지 못한다는 데 있다. 즉 먹을 때마다 알레르기를 일으키는 음식도 있지만 대부분은 위장관에서 소화효소나 면역글로불린 A(IgA), 임파구 등으로 방어를 하고 있어 그때그때 알레르기 상태가 다른데, 이런 복잡한 기전들을 종합적으로 반영하지 못한다는 것이다. 알레르기 검사에서 양성으로 나와도 실제로는 방어체계가 잘 작동하고 있어 아무런 문제가 없을 수도 있고, 알레르기 검사에서 음성으로 나와도, 예를 들어 그 환자가 밀가루를 매우 즐기는 식성을 갖고 있다면 분명 아토피에 영향을 주게 되어 있다. 이런 이유로 지금까지는 알레르기 검사를 그렇게 신뢰하지 않으며, 의사들도 치료에 크게 반영하고 있지 않다.

식품알레르기를 진단하는 방법이 아직까지 불완전하고, 식품의 종류와 신선도, 섭취량, 위장관의 상태 등 여러 가지 기전이 관여하기 때문에 판단이 어렵다고 해서 아토피가 식이와 별 관련이 없거나 영향이 적다고 평가해서는 안 된다. 앞에서도 기술하였듯이 식이요법을 아토피 연구에 활용해 긍정적인 결과를 얻은 보고는 상당히 많고, 오히려 여러 가지 기전이 관여하고 있기 때문에 불완전한 실험실 결과보다는 환자와 보호자의 경험을 반영하는 임상적 증후가 더 중요하게 채택되어야 한다고 보는 의사들도 많다.

3장

알레르기를 일으키는
식품들

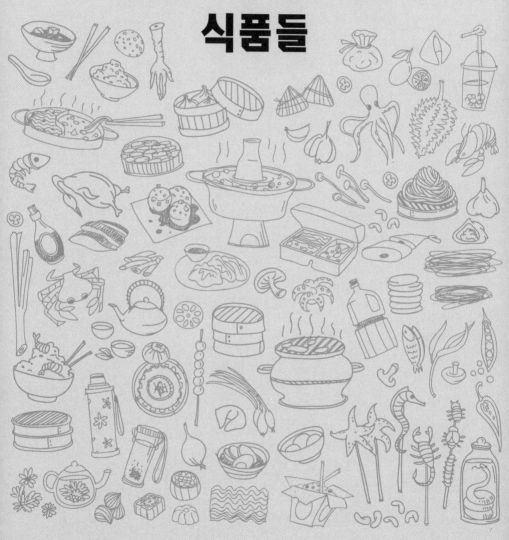

3대 알레르기 식품, 달걀 · 우유 · 콩

거의 모든 음식물이 알레르기 반응을 일으킬 수 있지만 그중에서도 우유, 달걀, 콩을 3대 알레르기 식품으로 꼽는다. 우유, 달걀, 콩이 새우나 게, 메밀, 땅콩, 고등어 등의 음식보다 객관적으로 알레르기가 강한 식품은 아니지만 일찍부터 접하는데다 거의 주식으로 먹고 있으며 다양한 가공식품의 원료로 사용되어 생각보다 많은 양을 먹기 때문에 실생활에서 매우 중요하게 다뤄져야 한다.

우유, 달걀, 콩을 원료로 한 가공식품

우유	요구르트, 버터, 치즈, 아이스크림, 빵, 크래커, 라면, 소시지
달걀	마카로니, 스파게티, 튀긴 음식, 튀김가루, 마요네즈
콩	두부, 햄, 만두, 꼬치, 면류

표에서도 보듯 우유를 주원료로 한 식품인 요구르트, 버터, 치즈 외에도 빵과 크래커, 라면, 소시지에도 우유 성분이 들어 있는데, 이 성분은 카제인(casein)으로 표기된다. 마카로니, 스파게티, 튀김가루에는 달걀단백질이 첨가되어 있으며, 무스케이크나 마요네즈는 생달걀을 이용한 가공식품이어서 알레르기가 좀 더 강하다. 햄과 만두는 콩단백질을 결착제로 사용한 경우가 있는데, 이 경우 원료 표시에 '콩' 또는 '식물성 단백질'이라고 표기된다. 만약 우유나 달걀, 콩 등에 알레르기가 있는 것이 확실하다면 그 성분이 들어 있는 가공식품도 덜 먹거나 먹지 않는 것이 좋다. 필자가 본 한 달걀알레르기 환자는 달걀 성분이 들어 있는 과자만 먹어도 목구멍에서부터 가려움을 느끼고 삼키고 나면 속이 더부룩하다고 했다. 이 정도면 먹지 않는 게 최선이다. 하지만 필자의 경험상 대부분의 아토피 환자에게 더 문제가 되는 것은 색소, 조미료, 방부제 등의 인공 합성 식품첨가물이므로 아토피가 심하지 않다면 첨가물이 적은 가공식품 정도는 가끔 먹어도 된다.

기타
알레르기를
일으키는
음식들

우유, 달걀, 콩 외에 확률적으로 자주 알레르기를 일으키는 식품들을 알고 있으면 식이 조절을 하는 데 도움이 된다. 우유, 달걀, 콩 외에 확률적으로 자주 알레르기를 일으키는 음식들을 소개한다.

갑각류 새우, 바닷가재, 게는 섭취 후 몇 시간 내에 두드러기나 눈꺼풀, 입술 등이 붓는 맥관부종을 일으킬 수 있고, 심한 경우 후두부종을 일으킬 수도 있으니 주의해야 한다. 특히 게는 한국인이 즐겨 먹는 음식 중에서 가장 센 알레르기를 유발할 수 있다. 치료가 끝난 뒤 게장이나 꽃게탕을 먹고 증상이 심하게 악화되거나 두드러기가 재발하는 환자를 실제로도 많이 보았다. 새우는 게에 비해서는 약한 편이지만 역시나 알레르겐이 강하므로 조심해야 하며, 바닷가재는 자주 접하는 음식은 아니지만 게알레르기가 있으면 바닷가재도 알레르기를 일으킬 수 있으므로 마찬가지로 먹지 말아야 한다. 갑각류의 껍데기에 들어 있는 키틴을 주원료로 한 키토산도 먹어선 안 된다.

어패류 조개나 오징어, 생선도 자주 알레르기를 일으킨다. 특히 산란기에는 독성이 더욱 심해지며, 바닷가가 아닌 도시에서는 신선도 문제가 수반되므로 치료 중에는 먹지 않아야 한다. 회는 익히지 않은 음식이므로 더더욱 섭취해서는 안 되고, 치료가 끝난 뒤 상태를 보아 신선하고 기름기가 적은 흰살 생선 정도는 반응을 봐가며 먹어도 된다.

생식(선식) 생식은 각종 곡식과 콩을 생으로 먹거나 살짝 볶아서 가루로 만들어 먹는 방법이다. 쌀밥에 비해 단백질 함량이 높고 열처리를 하지 않아 단백질이 변성되지 않은 상태이기 때문에 소화하기도 쉽지 않고 알레르기를 유발하기도 한다. 강조하건대, 아토피 환자의 주식은 무조건 흰쌀밥이어야 한다. 멥쌀보다 소화가 덜 되는 찹쌀도 좋지 않다. 아토피 환자가 밥이 아닌 생식을 먹으면 배에 가스가 차고 설사를 하는 등 소화기 증상이 생기면서 피부가 더 붉어지는 현상을 볼 수 있다. 어린 아이의 이유식을 시작할 때 쌀미음을 기본으로 하고, 천 년 이상 쌀을 주식으로 삼아온 데는 다 이유가 있는 법이다.

각종 건강기능식품 건강기능식품 중에는 클로렐라처럼 단백질이 주성분인 것도 많고, 고농도로 농축된 성분들이 몸속에 들어가 약물처럼 작용해 면역체계를 교란시키기 때문에 아토피 환자에게는 오히려 독으로 작용한다. 또한 건강기능식품 속에는 유효성분만 들어 있는 것도 아니다. 방부제, 안정제, 착색제, 코팅제를 비롯해 위 속에서 이들 성분이 쉽게 녹을 수 있도록 하는 붕괴제 같은 합성화학첨가물도 들어 있다. 이런 면에서는 약재 그대로 달여 먹는 한약이 가장 정직한 약이라고 할 수 있다. 그러므로 건강기능식품을 섭취하여 아토피를 치료하려는 생각은 버리는 것이 좋다. 필자는 치료 중 구내염이 자주 발생하는 환자에 한해 비타민C 정도만 허용하고 있으며, 고용량 비타민C 요법은 아직 아토피에 보편적으로 적용되는 치료법도 아닌데다 부작용이 많아 추천하지 않는다.

기름진 육류 아주 심한 아토피 환자를 제외하고 기름기가 적은 살코기를 과잉 섭취하지 않는 이상 겉으로 드러나는 알레르기 반응은 적은 편이다. 하지만 기름기가 많은 삼겹살이나 껍질이 포함된 닭고기, 기름에 튀긴 치킨, 탕수육, 돈가스는 대부분 알레르기 반응을 일으키고 아토피를 악화시킨다. 필자는 고기를 먹어도 되는 환자에 한해서는 장조림이나 소고기국에 들어 있는 푹 삶은 고기를 허용한다. 소아에게는 갈은 소고기부터 시도하게 하는데, 고기를 갈면 단백질 구조가 끊어져 소화가 쉬워지기 때문이다. 불가피하게 외식을 해야 할 때는 안심스테이크를 추천한다. 치료가 끝난 뒤에도 기름진 육류는 자주 먹지 말아야 하며, 특히 기름에 튀긴 치킨은 아토피 재발의 주요 원인이 되므로 치료가 끝나고도 최소 1년간은 금하고 있다.

각종 식품첨가물 인공색소, 조미료, 방부제 등은 몸에서 독소로 작용하기 때문에 아토피 환자들은 치료 중이든 치료가 끝난 후든 가급적 먹지 않아야 하고, 심한 아토피 환자들은 아주 약간의 조미료에도 금방 반응이 올 수 있다. 가공식품 중에서도 소시지와 햄, 맛살의 붉은 색깔을 내는 발색제인 아질산나트륨은 발암물질로 몸에서 매우 해롭게 작용하므로 특히 주의해야 한다. 만두나 고기산적, 동그랑땡 등 갈은 고기에 절묘한 양념을 혼합하여 맛을 낸 냉동식품도 웬만하면 먹지 않아야 한다. 필자도 20대 때 냉동식품으로 인한 알레르기로 고생한 적이 있다.

땅콩 땅콩은 콩류 중 알레르기가 가장 심한 식품이다. 열에도 안정하기 때문에 익히거나 볶아도 알레르기성이 줄어들지 않으며, 후두부종이나 편두통 등의 심한 반응이 나타날 수 있으므로 살면서 그런 경험을 한 적이 있다면 금하는 것이 좋고, 땅콩이 들어 있는 초콜릿이나 땅콩버터도 먹지 않는 것이 좋다. 필자는 환자

바른 아토피 식이요법

를 치료할 때 그 환자의 상태에 맞춰 머릿속으로 '일주일 뒤에는 붉은 기운이 가시고, 한 달쯤 지나면 각질이 생길 것이며……' 하는 시뮬레이션을 한다. 그런데 한 환자의 경우 호전되어야 할 시기가 되었는데도 호전되지 않고 더 붉어지는 것이 아닌가. 의아해서 물어보니 땅콩이 몸에 좋다는 말을 듣고 매일 10개씩 먹었다는 것이다. 이렇듯 호전되어야 할 시기에 호전되지 않는다면 식이를 의심해 볼 필요가 있다.

견과류 호두, 밤, 잣, 아몬드, 은행, 피스타치오, 피칸, 마카다미아 같은 견과류에는 생식과 증식에 관한 정보가 들어 있다. 그래서 독성을 가진 것도 많고, 주성분도 지방이어서 알레르기를 자주 일으킨다. 주요 증상은 목구멍이 가려운 것이다. 견과류가 두뇌 건강에 좋다고 해서 매일 먹는 사람도 많은데, 아토피 환자는 철저히 금해야 한다. 견과류 알레르기가 없더라도 일부러 챙겨 먹지는 말고 상태가 좋을 때 가끔 간식으로 아이스크림이나 초콜릿 등에 들어 있는 정도로만 즐길 것을 권한다.

메밀 막국수나 냉면의 주재료로 이용되는 메밀은 다이어트에 효과가 있어 차로도 많이 마신다. 하지만 메밀은 곡물 가운데 알레르기가 가장 강한 식품으로, 먹고 난 뒤 소화가 안 되고 배에 가스가 차고 붓는 정도로만 알레르기를 일으키기도 하지만 심한 경우 맥관부종과 후두부종을 초래하기도 한다. 최대한 안전하게 치료하기 위해서 아토피 치료 중에는 먹지 않는 것이 좋고, 치료 후에는 개개인마다 메밀에 대한 알레르기가 없을 수도 있으니 먹고 나서 반응을 보도록 한다. 또한 메밀은 천식을 유발할 수도 있으므로 아토피 환자들은 물론 천식 환자들도 메밀베개는 사용해선 안 된다.

밀가루 밀가루로 인한 알레르기는 먹어서도 생기지만 만지거나 가루를 들이마시는 것으로도 생긴다. 서양에서는 제빵사들 중에 천식을 앓는 사람이 많아서 'bakery asthma'(빵집 천식)라는 병명까지 있다. 밀가루에 들어 있는 단백질은 120℃ 이상에서 활성이 줄어들기 때문에 빵이나 과자로 만들어 먹으면 알레르기가 덜하다. 하지만 밀가루를 주식으로 이용하는 사람도 많고, 대부분의 간식거리가 밀가루를 주재료로 사용하기 때문에 문제가 된다. 밀가루는 지연형 과민반응을 일으키기 때문에 증상이 악화되거나 호전되지 않을 때도 밀가루를 원인으로 의심하기가 쉽지 않다. 필자는 아토피 치료 중에 흰쌀밥을 주식으로 먹게 하고 있어 다른 탄수화물 식품이 필요치 않고 또 밀가루는 중독성이 있어 한번 먹기 시작하면 많은 양을 계속해서 먹게 되기 때문에 치료 중에는 밀가루를 끊게 하고 치료 후에도 최대한 덜 먹으라고 한다.

이 정도의 지식만 갖고 있어도 아토피 환자나 보호자들에게 많은 도움이 되어 최소한 음식으로 인해 증상이 악화되는 일은 줄

바른 아토피 식이요법

어들 것이다. 하지만 아토피를 진정으로 치료하기에는 충분하지 않다.

필자는 진료 시간이나 카페를 통해 아토피 환자들에 대한 식이요법 교육을 꾸준히 해왔다. 그런데 원칙 위주로 교육을 해서 그런지 막상 환자들의 식단을 받아 보니 환자들이 원칙을 실생활에 완벽히 적용하는 것은 어려워하고 있다는 걸 알 수 있었다. 아토피를 치료하는 의사들은 항상 "이번주는 상태가 안 좋아요.", "좋아지다가 며칠 전부터 다시 심해졌어요.", "한동안 괜찮더니 지난주부터 재발했어요." 같은 상태의 기복에 관한 말을 늘 들을 수밖에 없다. 그런데 직접 식이지도를 하면서부터는 이런 푸념들이 상당히 줄어들었고, 환자들도 자신이 먹는 것에 대한 피드백을 꾸준히 받기 때문에 덜 불안해한다. 또 식단을 올리면서 병원에 내원하지 않고도 "로션을 바꿨어요.", "감기 기운이 있어요.", "예방주사를 맞아야 해요." 등의 보고를 통해 다른 상태까지 바로바로 알게 되니 전보다 훨씬 체계적으로 환자를 관리할 수 있게 되었다.

항원성이 비슷한
같은 계통의
음식들

　　계통발생학*적으로 비슷한 식품들은 항원성(抗原性)이 비슷해서 한 가지 식품에 과민하면 그것과 비슷한 식품에도 과민성을 보이는 경우가 많은데, 이를 교차반응(交叉反應)이라고 한다. 예를 들어 사과를 먹고 입술이 부르트는 증상이 있는 사람은 배를 먹고도 같은 증상이 나타날 가능성이 높고, 게를 먹고 몸에 반응이 나타나는 사람은 새우나 가재를 먹은 뒤 같은 반응이 나타날수 있다. 교차반응을 일으키는 식물성 식품과 동물성 식품은 표와 같다.

*생물의 형질을 비교하여 생물간의 계통 관계를 해명하고자 하는 학문

　　　　　　　　　　　　　바른 아토피 식이요법

교차반응을 일으키는 식물성 식품

콩류	감자류	곡물류	겨자류	파슬리류	사과류	오얏(자두)류	밀감류	호박류	백합과
콩	감자	쌀	양배추	당근	사과	살구	귤	호박	마늘
메주콩	토란	보리	냉이	셀러리	배	복숭아	오렌지	오이	양파
땅콩	고추	밀	무	파슬리	모과	체리	자몽	수박	부추
강낭콩	토마토	옥수수	브로콜리			아몬드	레몬	멜론	

교차반응을 일으키는 동물성 식품

포유동물	조류	생선류	갑각류	연체동물
소	닭	고등어	게	전복
돼지	오리	참치	새우	대합
양	거위	대구	가재	굴
토끼	칠면조	연어	바닷가재	홍합
		갈치		오징어
		정어리		낙지

우유알레르기가 있는 사람이 반드시 소고기알레르기가 있는 것은 아니고, 달걀알레르기가 있는 사람이 닭털이나 닭고기알레르기가 있는 것은 아니다. 하지만 우유알레르기가 있으면 염소젖알레르기가 있는 경우가 많으므로 경험상 알레르기가 있다고 생각되

면 교차반응을 일으키는 음식을 잘 기억해 두었다가 섭취에 주의
해야 한다.

바른 아토피 식이요법

4장

실전
아토피
식단

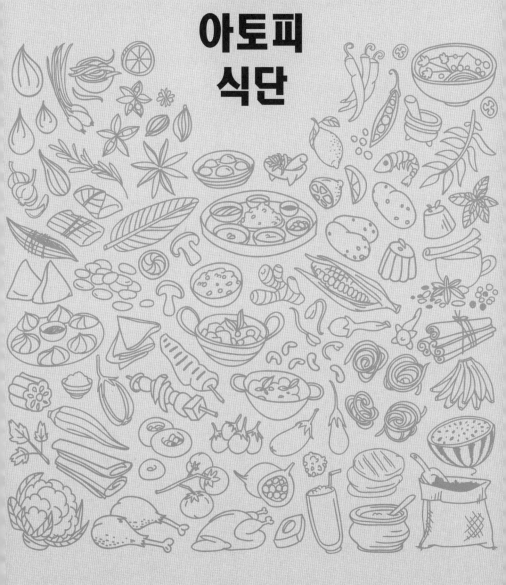

아토피 아기,
분유 수유해도
될까?

제2차 세계대전이 끝나면서 남성 인구의 감소로 일을 할 수 있는 인력이 절대적으로 부족해지게 되었다. 그 결과 전통적으로 출산과 양육을 담당하던 여성이 애국이라는 모토 아래 사회생활을 시작하게 되었고, 그로 인해 분유 수유가 증가하면서 이때부터 아토피가 증가했다는 보고가 있다.

우유는 분유를 먹는 신생아가 태어나서 가장 먼저 접하는 음식으로, 단백질의 주공급원이다. 일반 우유는 사람보다 위가 튼튼한 송아지를 위한 것으로, 모유에 들어 있는 단백질이 100g당 1.1g인 데 반해 우유는 3.5g으로 3배 이상 많이 들어 있어 모유보다 단백질 함량이 높다. 참고로 요즘 아기들이 먹는 조제분유의 단백질 함량은 모유 수준으로 조절되어 있는 편이라 큰 문제는 없다.

하지만 모유와 분유는 단백질의 종류가 다르기 때문에 잘 맞지 않을 수가 있다. 소화가 잘되는 유청단백질과 소화가 잘되지 않는 카제인단백질 비율이 모유가 6:4인 데 반해 우유는 2:8로 카제인 함량이 높기 때문이다. 그러므로 만약 아기가 분유를 먹고 자주 토하거나 설사를 한다면 저알레르기 분유로 바꿀 것을 추천한다. 저알레르기 분유에는 미리 가수분해되어 소화가 잘되는 단백질이 들어 있기 때문에 알레르기를 줄일 수 있다.

필자는 돌이 채 안 된 아기 아토피 환자에게 모유수유를 하는 경우에는 엄마가 식이요법을 해야 한다고 말한다. 분유수유 중인데 위와 장 트러블이 없으면 먹던 분유를 계속 먹이고, 트러블이 있으면 저알레르기 분유로 바꿔 증상이 좋아질 때까지 이유식을 하지 말고 그것만 먹이라고 한다. 아기들은 아직 위장관과 면역체계가 성숙하지 않아 섭취하는 음식의 영향을 많이 받는데, 분유 한 가지만 먹으면 다른 변수가 없기 때문에 오히려 치료가 쉬울 수 있다. 분유보다 모유가 장점이 많고, 그중 하나가 아토피를 예방하는 효과이긴 하지만 모유를 먹여도 엄마가 식이요법을 하지 않으면 아이의 증상은 호전되지 않으니 사정상 분유수유를 하는 엄마는 죄책감을 갖지 않아도 된다.

바른 아토피 식이요법

아토피
아기들의
이유식

이유식은 보통 만 4~6개월 사이에 시작한다. 하지만 아토피가 조금이라도 있는 아기의 경우엔 6개월 이후에 시작하여야 하며, 증상이 심해서 치료를 해야 하는 아기의 경우엔 아토피가 일정 수준 이상, 실제로는 거의 다 나을 때까지 미뤄야 한다. 이유식은 나중에 밥을 먹는 연습을 하는 것이지 영양이 목표가 아니므로 본격적인 이유식은 12개월 이후에 해도 큰 문제는 없다. 괜한 불안감과 욕심에 보통 아기들이 하는 대로 이유식을 했다가 오히려 증상이 더 심해져 엄마와 아이 모두 힘들어질 수 있으므로 마음의 여유를 갖는 것이 좋다.

필자는 이런 엄마들의 불안감을 덜어 주기 위해 많이 달래고 괜찮다는 확신을 주려고 하는 편이다. 두 마리 토끼를 동시에 잡을 수 없다면 우선 한 마리를 잡고 나머지 한 마리는 나중에 잡는 것이 합리적이다. 나머지 한 마리를 도망가게 두는 것이 아니다. 아토피가 낫고 나면 고형식을 씹는 능력은 얼마든지 따라잡을 수 있고, 모유든 분유든 수유만 하면 성장하는 데 전혀 문제가 없다.

앞서 기술하였듯이 이유식은 알레르기 위험이 가장 적고 소화가 잘되는 쌀미음을 시작으로 괜찮으면 일주일에 한 가지씩 추가하는 것이 좋다. 알레르기가 나타나거나 잘 소화시키지 못하면 아토피가 심해지므로 확인이 가능하다. 이유식을 하는 순서는 쌀죽, 잎채소, 노란 채소, 과일 순으로 알레르기가 적은 식품부터 하기 때문에 아토피 환자를 위한 식단과 대체로 비슷한데, 아토피 아기라면 이 책에 있는 내용대로 하는 것이 더 안전하다. 예를 들어 보통 아기들은 찹쌀과 완두콩을 5~6개월 즈음에 먹을 수 있지만 찹쌀과 완두콩은 알레르기에서 별로 안전하지 않으므로 미루는 것이 좋다. 알레르기가 강한 식품인 해산물과 견과류, 땅콩은 위와 장이 어느 정도 성숙해지는 세 살 이후에 먹이는 것이 좋다. 물론 세 살 이후 아토피가 없거나 많이 완화되었을 때 가능하다.

바른 아토피 식이요법

아토피 환자와 우유

앞서 기술하였듯이 우유는 3대 알레르기 식품 중 하나이므로 아토피 환자들이 매일 일정량의 우유를 섭취하는 것은 좋지 않다. 그런데 우유를 먹고 바로 숨이 막히거나 가래가 끓고 장출혈을 일으키지 않는 이상 환자들은 자신이 우유알레르기가 있는 줄을 잘 모르기 때문에 괜찮은가 보다 하고 계속 먹게 된다. 하지만 이는 결코 안전하지 않다. 이런 반응이 있는 환자들은 아예 먹지 않기 때문에 별로 조언할 것이 없지만 모르고 먹는 경우가 문제이다. 예전에 필자가 본 한 소아 아토피 환자는 우유를 먹으면 눈가에 아토피가 생기고 끊으면 아토피가 없어져서 우유만 끊게 하고 별 치료를 하지 않은 적도 있다.

하지만 우유는 위에서 기술한 즉시형 과민반응보다는 지연형 과민반응을 일으키는 경우가 많기 때문에 환자들이 모르고 지속적으로 섭취하고, 요구르트나 아이스크림, 빵, 과자, 카페라테 등 가공식품으로도 많이 섭취하고 있다. 이렇게 되면 결국 체내에 미소화 단백질이 많아지고 항체가 쌓여 피부에 이상을 일으킨다. 그전에 복통이나 설사, 배에 가스가 차는 위장관 증상이 나타나면서 사인을 보낼 수도 있으니 잘 알아차려야 한다. 평소에 치과 질환없이 구취가 심한 사람들 중에 우유와 유제품을 끊고 나서 상당히 해소되는 경우가 있는데, 우유로 인해 미소화 단백질이 많아지고 장내에 부패균이 증식한 결과이다.

　필자는 치료 중에는 분유 수유를 하는 유아를 제외하고는 비록 소아 환자라도 우유를 끊게 하고 있다. 치료가 끝난 뒤에는 성장을 위해 식품첨가물이 들어가지 않은 흰우유를 하루 200ml 이하로 먹으라고 허용하나 굳이 먹고 싶어 하지 않으면 다른 음식으로 단백질을 섭취하면 되므로 애써 먹일 필요는 없다고 말한다. 성인 환자들은 절대 우유나 요구르트를 매일 달아 놓고 먹는 것은 피해야 하며, 먹고 싶으면 마트나 편의점에 가서 하나씩 사 먹으면 된다. 달아 놓고 먹게 되면 먹기 싫을 때도 먹게 되기 때문이다. 우유를 약처럼 먹을 필요는 전혀 없다. 믹스커피도 가급적이면 우유가 들어가지 않은 것을 먹고, 커피숍에서는 주로 아메리카노를 주문하되 가끔 카페라테 정도만 허용한다. 이 정도는 항체가 쌓이지 않기 때문에 괜찮다.

　실제로 필자의 환자 중 어릴 때는 아토피가 없다가 성인이 되어서 수년간 매일 카페라테를 마시고 햄버거를 먹은 결과 갑자기 손에 습진이 생기고 피부가 뒤집어진 환자가 있었다. 음식 외에도 다른 요인이 작용했겠지만 그만큼 식생활이 중요하고, 우유는 생각보다 몸에 미치는 영향이 크다고 생각하면 좋겠다.

고온살균우유
vs
저온살균우유

1987년 파스퇴르 우유가 출시되면서 처음으로 우리나라에 저온살균법(pasteurization)이라는 용어가 알려졌다. 우유 속의 단백질과 비타민, 당류는 조금만 열을 가해도 변하거나 파괴되기가 쉬운데, 파스퇴르 공법으로 저온살균한 우유는 영양소가 살아 있다는 것이 핵심이었다. 그 전까지 우리나라에서 생산된 모든 우유는 고온살균 공법으로 제조된 것으로, 고온살균우유가 섭씨 120℃ 정도에서 1~3초간 살균한다면 저온살균 우유는 62~65℃ 정도에서 30분간 살균을 거친다. 각각의 입맛에 따라 다르겠지만 고온살균 우유가 진하고 무거운 맛이라면 저온살균우유는 덜 텁텁하고 깔끔한 맛이 난다.

하지만 입맛을 떠나 우유에는 소화하기 힘든 단백질이 들어 있어서 가열하면 소화하기가 훨씬 쉬워진다. 우유에 포함되어 있는 단백질 중 알부민(albumin), 감마글로불린(γ-globulin), 알파락토알부민(α-lactalbumin)은 열에 불안정하고, 베타락토글로불린(β-lactoglobulin)과 카제인(casein)은 열에 안정하여 가열해도 쉽게 변성되지 않는다. 그래서 평소 우유를 먹으면 설사를 하는 사람도 데워 먹으면 설사를 하지 않는 경우를 자주 볼 수 있다. 앞서 기술하였듯이 생으로 먹는 것보다는 익혀 먹는 것이 안전하므로 우유알레르기가 있는 사람은 세균 수가 많고 소화가 잘되지 않는 저온살균우유가 맞지 않는다. 특히 위장관이 미성숙한 유소아에게는 더욱 문제가 된다. 미국에서는 저온살균우유를 마신 유아가 장출혈을 일으킨 사례가 있어 유아에게는 저온살균우유를 마시지 못하게 하고 있다. 같은 이유로 목장에서 금방 짜낸 신선한 우유를 마시는 것은 알레르기가 있는 사람에게는 매우 위험하다.

그런데 현재 우리나라에서 시중에 나와 있는 우유 중 저온살균법을 채택한 우유는 유기농 우유 같은 고급 원유를 사용한 경우가 많다. 유소아는 저온살균우유가 위험하지만, 성인들은 우유의 품질이 좋은 저온살균우유를 택할지, 우유의 품질이 약간 덜한 고온살균우유를 택할지 생각해 볼 일이다. 필자의 개인적 경험에 의하면 유기농우유가 위장관의 트러블이 더 적은 것 같다.

어린이 우유의
허와 실

시판되는 우유의 종류는 매우 다양하다. 바나나우유나 딸기우유처럼 과일 맛이나 향이 나는 우유와 DHA, 칼슘 등이 첨가된 기능성 우유를 들 수 있는데, 아토피 환자들은 신중히 선택해야 한다. 먼저 바나나우유나 딸기우유의 원유 함량은 적게는 50% 이하에서 많게는 90% 정도이고, 나머지는 정제수나 백설탕, 농축과즙, 합성착향료로 이루어진다. 이렇듯 바나나 맛이나 딸기 맛을 내려면 인공 향을 첨가해야 하는데, 이 과정에서 적게는 수십에서 많게는 수백 가지의 석유 추출 화학성분이 들어간다. 게다가 일반 흰우유가 1등급 우유인 데 반해 이들 우유는 대부분 2등급 우유를 쓴다.

기능성 우유의 대표격인 DHA우유는 참치에서 DHA 성분을

　바른 아토피 식이요법

추출하여 섞은 것으로, 어린이 기준으로 하루에 필요한 DHA 양을 섭취하려면 5~6ℓ는 먹어야 한다는 계산이 나온다. 그렇다면 굳이 DHA우유를 먹일 필요가 있을까? 게다가 DHA우유는 DHA와 우유가 잘 섞이게 하기 위해서 유화제와 산도조절제를 첨가한다. 산도조절제는 조미료 역할을 하는데 많이 먹으면 알레르기를 일으킬 수 있다. 콩에서 추출한 레시틴이 아닌 합성유화제는 더 위험해서 몸속에 축적된 유해물질이 밖으로 배출되는 것을 방해한다. 그 외에도 순수 흰우유가 아닌 다른 우유에는 아라비아검(arabic gum)이나 변성전분 등의 식품첨가물이 들어 있다. 이들은 식품의 점착성과 점도를 증가시키고 유화안정성을 높이며 식품의 물성과 촉감을 향상시키기 위해 넣는 식품첨가물이다. 그러므로 면역체계가 미성숙한 아이들은 이들 성분이 들어간 우유보다는 흰우유를 먹는 것이 좋다. 과일 맛이나 향이 들어간 우유를 먹고 싶다면 함유된 식품첨가물의 개수가 최대한 적은 것을 선택한다.

　우유를 먹을 때는 당분에도 주의해야 한다. 앞에서 단 식품이 단기적으로는 아토피에 별 영향을 주지 않으므로 설탕, 꿀, 올리고당을 금하지 않는다고 했지만 과잉 섭취해서 좋을 것은 없다. 비만과 당뇨를 유발하는 것은 차치하고라도 당분을 과다 섭취하면 기분을 좋게 해 주는 세로토닌(serotonin)이 과다 분비되어 기분이 좋은 상태가 지속된다. 이 상태가 계속되다 보면 혈당이 떨어져 초조하고 짜증을 내는 등 감정기복이 심해지고, 우울증에 걸릴 수 있다. 하물며 뇌가 덜 여문 어린아이들이 단맛에 길들여지는 것은 많은 위험성을 내포하고 있다.

시중에서 판매하는 음료 중에서 당분이 없는 제품은 찾아보기는 힘들다. 아마도 없을 것이다. 누구라도 당분을 많이 섭취하면 정서적으로 문제가 생길 수 있으니 과다 섭취하지 않도록 하고, 목이 마르면 물을 마시는 습관을 들이는 것이 좋다. 우유도 가급적 설탕과 식품첨가물이 들어 있지 않은 흰우유를 먹는 것이 좋겠다.

달걀알레르기의 주범은 노른자 아닌 흰자

앞서 기술하였듯이 달걀은 3대 알레르기 식품 중 하나로 각종 과자, 빵, 면, 튀김가루 같은 가공식품의 재료로 광범위하게 사용된다. 특히 마요네즈나 무스케이크 등에는 생으로 이용되고 있다. 달걀에서 알레르기를 가장 잘 일으키는 부분은 흰자의 오보뮤코이드(ovomucoid)이며, 오발부민(ovalbumin, 알부민이라고도 함)도 알레르기를 일으킨다. 노른자가 아니고 흰자이니 오해하지 않길 바란다. 오보뮤코이드는 난백단백질의 약 10%를 차지하는 당단백질로 열(100℃)에 안정하고 산(pH2)과 소화효소에도 저항성이 있어 삶거나 식초에 절이거나 위장에 들어가도 쉽게 파괴되지 않고 알레르기 반응을 나타낸다. 생식에 대한 정보가 담겨 있는 만큼 개체 입장에서는 나름 철벽 같은 방어체계를 마련해 놓은 것이라 할 수 있다.

달걀은 주로 아토피가 있는 소아들에게서 발진이나 두드러기, 가려운 형태의 알레르기 반응을 일으키므로 이유식을 할 때는 노른자부터 시작하여 반응을 잘 살피도록 한다. 메추리알도 마찬가지이다. 하지만 달걀알레르기는 나이가 들면서 완화되는 특징이 있으므로 어렸을 때 알레르기가 있었더라도 위장관이 성숙해지는 세 살 이후에 다시 시도해 봐도 된다.

임상에서는 아토피가 없거나 심하지 않은 아이라도 달걀을 먹고 나서 토하거나 발진이 돋는 등 알레르기 반응이 나타나는 경우가 많지만 성인은 알레르기 검사에서 양성이 나왔어도 실제로 몸에 나타나는 증상은 별로 없다. 그래서 필자는 아토피 환자들이 탄수화물 식이를 마치고 단백질 식이를 시작할 때 달걀찜이나 삶은 달걀 등을 먹으라고 권한다. 기름 없이 프라이를 해 먹을 수 있다면 완숙으로 먹어도 좋다.

달걀은 가격이 저렴하면서도 양질의 단백질 공급원이라 하루에 2개만 먹으면 그날 먹을 단백질을 다 섭취할 수 있다. 만약 달걀을 시도하는 중에 가려움이 심해지거나 발진이 돋는다면 단백질 식이 시기를 좀 더 늦추거나 두부나 소고기로 대체한다. 간혹 유전적으로 달걀알레르기가 심한 경우 성인이 되어서까지 이어지는데, 이런 경우에는 먹지 않는 것이 최선이다. 달걀알레르기가 심한 사람은 달걀로 배양한 백신도 위험할 수 있으니 예방주사를 맞을 때 반드시 의사와 상담해야 한다.

시중에 나오는 무항생제 달걀은 정부가 정한 무항생제 인증 기준에 맞춰 생산한 달걀이다. 달걀이 생산되지 않는 기간, 즉 닭이 자라는 육성 기간 동안에도 항생제를 전혀 먹이지 않을 뿐더러 인증에 필요한 각종 심사과정을 거쳐 나온 달걀을 말한다. 하지만 일반 달걀도 달걀을 생산하기 시작한 이후에는 항생제를 일체 사용하지 않으므로 시중에 유통되는 달걀은 모두 무항생제 달걀이라고 보면 된다. 그러므로 굳이 무항생제 달걀에 집착할 필요는 없다.

콩은
소화가
잘 안 된다

콩은 식물임에도 불구하고 단백질 함량이 35~40% 정도로 높고[●] 각종 비타민과 무기질, 식이섬유까지 골고루 들어 있어 영양학적으로 완벽한 식품으로 평가받고 있다. 이렇듯 단백질이 많이 함유되어 있음에도 불구하고 콜레스테롤과 불포화지방산은 적어 동맥경화, 심장병, 뇌졸중 등에 좋고, 여성호르몬인 에스트로겐(estrogen)과 비슷한 작용을 하는 이소플라본(isoflavone) 성분이

● 100g에 들어 있는 단백질 양은 대두(노란콩, 메주콩) 36.2g, 검정콩(서리태) 34.4g, 쥐눈이콩 38.9g, 풋콩 11.7g, 완두콩 5.8g, 강낭콩 10.0g, 녹두 22.3g, 렌즈콩 26.0g, 팥 21g 정도이다.

바른 아토피 식이요법

들어 있어 갱년기 장애와 골다공증을 예방하고 노화를 방지하는 효과도 있다고 알려져 있다. 하지만 결정적으로 콩에는 단백질의 소화 작용을 방해하는 트립신(trypsin)이 들어 있어 소화가 잘 안 된다는 단점이 있다. 단백질은 많이 들어 있으나 정작 그것이 소화되기 어려운 아이러니한 식품인 것이다. 이 역시 생식에 대한 정보가 담겨 있는, 그래서 개체가 방어체계를 구축해 놓은 것으로 아토피 환자들에게는 단백질 함량이 높고 소화가 안 되니 이중으로 문제가 있는 셈이다.

특히 생콩은 조직이 단단해서 아예 소화가 되지 않기 때문에 소화흡수율을 높이기 위해서는 가공하거나 조리해 먹어야 한다. 콩은 볶으면 60%, 삶으면 70%까지 소화흡수율이 올라간다. 콩을 발효시켜 만든 된장의 소화흡수율은 80%, 데치거나 삶아서 간 두유는 92%, 그리고 갈은 콩에 간수를 넣어 응고시킨 두부는 무려 95%나 된다. 열처리를 한데다 단백질 성분이 잘게 끊어져 있기 때문이다. 그러므로 콩을 먹을 때는 가급적 가공하여 이용하는 것이 좋다.

임상에서 심한 콩알레르기가 있으면 간장과 된장에도 반응하긴 하지만 이런 경우는 드문 편이다. 그렇기 때문에 아토피 환자도 엷게 끓인 된장국이나 된장찌개는 꾸준히 먹어도 별 이상이 없다. 하지만 알레르기 반응이 있거나 소화가 잘 안 된다면 된장 섭취를 삼가야 한다. 필자는 환자들에게 한국 된장보다 소화가 잘 되는 일본의 미소된장을 더 추천하는 편이다.

콩밥은 콩 자체에 단백질 성분이 많고 삶아도 쌀에 비해 소화가 잘 안 되기 때문에 추천하지 않으며, 아토피가 심하지 않은 환자에 한해 밖에서 먹는 점심 한 끼 정도만 잡곡밥을 허용하고 있다. 반찬으로 먹는 콩자반 역시 마찬가지이다. 한번은 한 20대 여성 환자가 두드러기와 피부묘기증(dermographism)으로 필자를 찾아온 적이 있다. 피부기묘증은 우리나라 인구 중 5% 정도가 앓고 있는 질환으로, 피부를 가볍게 긁거나 스치는 등의 약한 자극으로도 피부에 뚜렷한 흔적과 반응이 남는 일종의 두드러기 증상이다. 체중 관리를 위해 콩을 삶아 수년간 주식으로 먹었는데 옷만 스쳐도 피부가 벌겋게 부풀어 오른다는 것이었다. 삶았으므로 알레르기성이 많이 약해졌다고 해도 콩은 3대 알레르기 식품 중 하나인 만큼 주식으로 먹는 것은 곤란하다.

두부의 경우엔 콩알레르기가 명확하게 드러나지 않는 이상 소화흡수율도 높고 알레르기 반응이 덜하기 때문에 필자는 단백질 식이를 시작할 때 가장 먼저 두부로 시작할 것을 권한다. 하지만 두부도 과다 섭취하면 알레르기를 일으키므로 엄연히 반찬으로 먹어야 한다. 기름에 튀긴 두부인 유부에는 기름이 들어 있으므로 주의해야 하며, 시중에 파는 유부초밥 역시 조미액에 식품첨가물이 많이 들어 있으므로 유부를 이용할 때는 물에 데쳐 기름기를 빼고 조미료 없이 직접 조미해서 먹는 것이 안전하다. 시판 두유에도 유화제, 착향료, 감미료 등의 식품첨가물이 많이 들어 있으므로 가능하면 집에서 직접 만들어 아무것도 첨가하지 않은 상태로 먹는 것이 가장 좋다. 사먹는 것은 아토피가 낫고 난 뒤 아주 가끔 추천하는 정도이다. 콩나물은 머리 부분에 붙은 콩을 떼고 조리해 먹으면 된다.

땅콩은
콩 중에서 가장
알레르기가
강하다

땅콩은 단백질 20~30%, 지방이 45~50%로 아토피에 가장 해로운 단백질과 지방이 많이 들어 있다. 게다가 다른 콩과는 달리 열에도 안정하여 삶거나 볶아도 알레르기성이 전혀 줄어들지 않기 때문에 아토피 환자들은 땅콩 섭취를 금해야 한다. 땅콩뿐 아니라 렌즈콩과 말린 완두콩도 열에 안정하므로 가능하면 피하는 것이 좋다.

앞에서도 기술하였듯이 땅콩을 섭취하고 알레르기 반응이 오면 후두부종이나 심한 편두통을 동반할 수 있다. 그러므로 땅콩 알레르기가 있는지 없는지 확실치 않더라도 치료 중인 환자는 땅콩을 먹지 않는 것이 좋다. 땅콩뿐만 아니라 땅콩이 들어 있는 초콜릿이나 과자, 땅콩버터도 먹지 말아야 한다. 아토피가 호전되어 안정된 상태에서 먹어야 한다. 필자는 후두부종까지는 아니어도 땅콩이 들어 있는 과자를 먹고 나서 며칠간 아토피가 심해진 소아 환자와 몸에 좋다는 소리를 듣고 매일 땅콩을 먹은 결과 아토피가 낫지 않은 성인 환자를 경험한 적이 있다.

우유 대신
두유,
안전하게
먹으려면

두유는 대두의 열탕 추출물로, '콩우유'라고도 불리는 우유 대용식이다. 실제로 우유를 먹으면 소화가 안 되거나 설사를 하는 사람도 두유는 괜찮을 수 있고, 식품 선택에 있어서는 개인적 특성이 가장 중요한 기준이지만 객관적으로 두유가 우유보다 알레르기가 덜한 편이다. 하지만 두유 또한 단백질 식품이므로 아토피 환자의 경우 달아 놓고 매일 먹는 것은 좋지 않으며, 먹고 싶을 때 가끔 사 먹는 정도면 된다.

시중에서 파는 일반 두유의 문제는 많은 식품첨가물이 들어 있다는 것이다. 식품첨가물이 첨가되지 않은 두유는 두유액 100%이거나 1% 미만의 소금 정도만 들어간 데 비해 일반 두유에는 콩 특유의 비린내를 제거하기 위해 땅콩이나 호두 냄새 등을 내는 착향료, 지방 성분을 분산시켜 침전물이 생기는 것을 방지하는 유화제, 걸쭉한 느낌을 살리는 증점제인 산탄검이나 구아검, 보존제 역할을 하는 산도조절제 등을 첨가한다.

아토피 체질이 아닌 사람들은 두유에 대한 소화 문제가 생기지 않는 이상 이 정도의 식품첨가물은 걱정하지 않아도 된다. 하지만 아토피 환자는 콩알레르기도 걱정해야 하고, 또 지속적으로 식품첨가물을 섭취할 경우 그것이 독소로 작용해 증상을 악화시키기 때문에 가끔이면 몰라도 매일 마시는 것은 문제가 있다. 실제 무첨가 두유를 먹어 보면 여태 먹어온 두유와는 맛이 상당히 다르다는 것을 알게 될 것이다. 지금까지 먹은 두유는 감미료로 맛을 낸 음료수라는 생각이 들 수도 있다. 어린이용 두유는 어린아이들의 성장발달을 위한 단백질 공급원으로 먹이는 것인데, 각종 기능성 성분을 첨가하고 감미료 등의 각종 식품첨가물을 넣은 두유를 매일 먹이는 게 필자의 생각에는 논리적으로 맞지 않는 것 같다.

또한 성장호르몬은 인슐린과 길항작용(拮抗作用)●을 하기 때문에 단 것을 많이 먹으면 성장호르몬이 덜 분비되어 성장에도 영

● 한 가지 물질의 작용이 다른 하나의 물질에 의해 저해되거나 억제되는 경우 양자를 서로 길항적이라고 하고, 이 작용을 일컬어 길항작용(拮抗作用)이라고 한다. 여기서는 성장호르몬이 많이 분비되면 인슐린이 억제되고, 인슐린이 많이 나오면 성장호르몬의 분비가 저해된다는 뜻이다.

향을 미칠 수 있다. 가급적 식품첨가물이 들어가지 않은 두유를 선택하되 단맛이 아쉽다면 무첨가 두유에 설탕을 조금 첨가해 먹을 것을 권한다.

아토피 치료 중 잡곡밥과 생식을 먹으면 안 되는 이유

일반적으로 곡물은 탄수화물 식품이어서 육류나 해산물 같은 단백질 식품, 기름, 견과류 같은 지방 식품보다는 알레르기가 훨씬 덜하지만 곡물 역시 식물의 열매이기 때문에 생식에 관련된 정보를 담고 있어서 알레르겐이 있고, 단백질 성분●도 들어 있기 때문에 안심할 수 없다. 하지만 쌀은 도정하고 가열하면 알레르기가 상당히 감소하고, 삼국시대 이후부터 한국인의 주식이었기 때문에 성인의 경우 설령 알레르기 검사에서 쌀알레르기 양성이 나와도 임

● 쌀의 단백질 함량은 7% 정도이다.

상적으로 증상이 드러나는 사람은 거의 없다. 다만 이유식을 처음 시작하는 아기들은 아직 위와 장이 미성숙하기 때문에 알레르기 증상을 보일 수도 있다. 반복해서 말하지만, 아토피 환자들은 자신의 위와 장이 어디 있는 줄을 몰라야 한다. 한국인의 위장에 가장 자극이 없는 것은 흰쌀밥이다.

그런데 '건강'을 위한다는 이유로 요즘은 너도 나도 잡곡밥을 권한다. 심지어 슈퍼푸드라고 해서 쌀보다 탄수화물은 적고 단백질과 미네랄 성분은 많은 퀴노아나 아마란스도 많이 먹고 있다. 하지만 건강식이라고 알려진 잡곡밥이 무조건 좋기만 한 것은 아니다. 천 년 이상 쌀을 주식으로 먹어 온 유전자를 무시해서는 안 된다. 아토피 환자들은 아토피가 없는 사람들과는 달리 서구형 식단에 맞춰 미처 진화하지 못했음을 인정해야 한다. 잡곡밥이 흰쌀밥에 비해 단백질 함량이 높고 비타민, 칼륨, 마그네슘 등 미네랄과 섬유소가 풍부하게 들어 있는 것은 장점이지만 앞에서도 밝혔듯이 아토피 환자들에게는 이 장점이 오히려 독으로 작용한다.

우선 현미나 보리 같은 특정 곡물이 알레르기를 일으킬 수 있다. 수년 전에 치료하였던 한 여고생 아토피 환자는 필자에게 치료를 받으면서 보리를 끊고 아토피가 완화되었다고 한 적이 있다. 또 잡곡 자체에 단백질 함량이 높아 흰쌀밥에 비해 알레르기를 일으킬 확률이 높다. 게다가 섬유소가 풍부하여 장운동이 촉진되면 변비 환자에게는 도움이 될지 몰라도 장에 머무르는 시간이 부족하여 소화가 덜 된 채로 통과하기 때문에 알레르기를 일으킬 확률이 더 높아진다. 특히 소화기가 아직 미성숙한 유소아 환자들은 음식물을 잘게 부수는 능력이 부족하고 알레르기를 일으키는 항원을 녹여서 분해하는 능력도 부족하기 때문에 더욱 피해가 크다. 소화기가 약한 성인 환자들도 마찬가지이다.

먹자마자 당장 탈이 나는 메밀 같은 식품이라면 알레르기의 원인을 알아차리기가 쉽다. 그런데 기타 잡곡들은 계속 먹다 보면 덜 분해된 찌꺼기가 장에 남아 미생물을 증식시키고 염증을 일으켜서 속이 불편하거나 배에 가스가 차거나 설사를 하는 등의 이상 증상이 나타난다. 이렇게 되면 결국 아토피가 악화되거나 치료를 지속해도 잘 낫지 않게 된다.

나이가 들면서 아토피가 완화되어 수년간 아토피 증상이 없이 지냈거나, 고혈압이나 당뇨 등의 생활습관병을 걱정해야 하는 중년 이상이 아니라면 그냥 흰쌀밥을 먹도록 하자. 특히 어제도, 오늘도 계속해서 피부에 염증이 생기는 아토피 환자들은 잡곡밥을 먹으면 한시도 편할 날이 없음을 명심하라.

각종 곡물을 빻아서 가루 형태로 만들어 먹는 생식도 마찬가지 이유로 금한다. 생식은 익히지 않았기 때문에 잡곡밥보다 더 위험하고 알레르기 반응이 빨리 나타난다. 예전에 필자에게 치료받던 한 여성 성인 아토피 환자는 피부가 잘 재생되어 가던 중 갑자기 얼굴이 다시 새빨갛게 변하고 벗겨져서 무언가 바뀐 게 없냐고 물어봤더니 체질 개선을 목적으로 일주일 전부터 생식을 먹기 시작했다고 했다. 과학적일 수도 비과학적일 수도 있는 얘기이지만 얼굴이 붉어지면 위와 장도 붉어지고, 무언가 이상이 생겼다고 의심해야 한다. 위와 장에 이상이 있는 상태에서 익히지 않은 곡식을 먹는 것은 결코 바람직하지 않다.

바른 아토피 식이요법

밀가루가
해로운
세 가지 이유

앞에서도 여러 번 기술하였지만 필자는 아토피 환자에게 밀가루를 금하고 있다. 그 이유는 다음과 같다.

첫째, 밀가루는 찰지고 쫄깃한 맛을 내는 글루텐(gluten)이라는 단백질 함량에 따라 강력분, 중력분, 박력분으로 나뉘는데, 단백질 함량이 7%인 쌀보다 약간 높다. 식품알레르기의 주성분은 단백질로, 글루텐 함량이 높은 강력분으로 만든 빵이나 파스타를 자주 먹으면 단백질 함량이 꽤 높아지고 쌀보다 알레르기를 일으킬 가능성이 높다.

글루텐 함량에 따른 밀가루의 종류와 용도

구분	단백질 함량	용도	사용
강력분	11~13%	제빵용	빵
중력분	10~11%	다목적용	파이, 국수, 수제비
박력분	7~9%	제과용	쿠키, 케이크

다소 과장됐다고 생각하지만, 최근 글루텐이 장내 염증과 소화 장애, 피부염, 천식, 비염, 두통의 주범으로 지목되면서 글루텐이 들어가지 않은 식품이 인기를 끌고 있다는 점을 생각해 볼 필요가 있다. 진단받은 글루텐과민증●이 아니어도 밀가루를 덜 먹는 것은 매우 의미가 있다고 생각한다. 글루텐과민증 환자의 해결책은 쌀을 주식으로 먹는 것이다.

둘째, 탄수화물은 중독성이 있다. 아토피 환자들은 위와 장에 가장 편안한 흰쌀밥을 주식으로 섭취하고 있으므로 더 이상 탄수화물을 섭취할 필요가 없다. 흰쌀이나 흰밀가루 등의 정제된 탄

● 글루텐과민증은 유전성 질환으로, 글루텐이 들어간 음식을 먹고 난 뒤 소장에서 이를 항원으로 인식하여 물리치는 과정에서 염증을 일으켜 장기간의 설사, 우울증, 근육통, 식욕 저하, 복부 가스 및 통증, 피부 발진 등을 나타내는 증상이다.

바른 아토피 식이요법

수화물 식품은 소화, 흡수되는 시간이 빨라 섭취하는 동시에 혈당치를 급격히 높인다. 그러면 몸속에서 혈당 조절을 위해 인슐린이 다량 분비된다. 뇌는 포도당을 주에너지로 사용하기 때문에 혈당이 올라가면 쾌감을 느끼게 되는데, 그러다 갑자기 혈당이 떨어지면 신경이 예민해지거나 무기력해지는 저혈당 증세가 발생한다. 그러면 다시 탄수화물을 찾게 되는 악순환이 반복되어 건강에 좋지 않다.

이를 예방하기 위해 정제하지 않은 현미나 통밀 같은 통곡물을 권하는데, 다시 말하지만 이 책은 아토피 식이요법에 대해 기술하고 있다. 당뇨 환자들에게는 당연히 통곡물이 좋겠지만 치료 중인 아토피 환자들은 조금이라도 염증을 줄여야 하기 때문에 그렇지 않다. 아토피를 앓는 환자들은 대부분 젊은 연령대이므로 아직은 생활습관병을 걱정하지 않아도 되고, 건강 관리는 다른 영양소를 골고루 섭취하는 방향으로 하면 되기 때문에 그렇게 불안해할 필요는 없다.

셋째, 밀가루는 많은 가공식품의 재료이다. 그래서 밀가루를 끊겠다고 다짐하면 빵, 과자, 라면 등 아토피에 해로운 음식들을 모두 끊을 수 있기 때문에 많은 도움이 된다. 필자가 진료를 하면서 식이요법을 난감해 하는 환자들에게 하는 말이 있는데 "남자는 술을 끊고 여자는 밀가루를 끊으라."는 것이다. 남자들은 여자들에 비해 밀가루는 덜 먹는 편이긴 하지만 본인이 원하거나 또는 업

무상 음주를 하는 횟수가 잦다. 알코올 자체에도 알레르기가 있지만 술자리에 가게 되면 대부분 삼겹살이나 치킨, 회, 아귀찜처럼 알레르기를 일으키고 기름지고 양념이 가득한 음식을 안주로 먹게 된다. 임상에서도 음주 한 번에 호전세에 있던 아토피가 다시 악화되는 일이 자주 있다. 한편 개인차는 있겠지만 여자는 남자에 비해 음주는 덜 해도 주식보다 간식을 좋아하는 경향이 있어 빵과 과자를 많이 먹는다. 밀가루를 제한하지 않으면 삼시 세 끼 주식마저 밀가루로 섭취할 수 있다. 밀가루를 끊겠다고 다짐하면 많은 알레르겐을 해결할 수 있다.

우리밀은
괜찮을까?

밀가루 음식은 안 된다고 해도 굳이 미련을 버리지 못하고 우리밀은 괜찮지 않느냐고 물어보는 환자들이 있다. 결론적으로 우리밀도 역시 밀이라는 곡물 자체의 특성을 가지고 있기 때문에 좋지 않다. 하지만 수입밀보다는 분명 나은 점이 있다.

본래 밀은 보리처럼 밭에서 길러서 겨울을 나는 작물인데 겨울에는 병충해가 발생하지 않으므로 농약을 뿌리지 않는다. 하지만 외국에 수출을 하게 되면 배에 선적하여 운반하게 되므로 변질방지를 위해 농약을 뿌리지 않을 수가 없다. 이 과정에서 디페노코나졸(difenoconazole), 구아자닌 등의 살균제와 말라티온(malathion), 메치오카브(methiocarb), 벤디오카드(bendiocard) 등의 살충제가 뿌려진다. 이런 이유로 수입 밀가루는 오래 저장해도 썩지 않고 벌레가 잘 생기지 않는 데 반해 우리밀로 만든 음식은 금방 상하고 벌레가 생긴다. 아토피 환자들은 독소를 감지하는 높은 수준의 센서가 작동되는 체질이어서 일반인들은 아무렇지 않게 넘어갈 이런 성분도 감지할 수 있을지 모른다. 필자가 운영하는 한의원 근처에 우리밀로 빵을 만드는 가게가 있는데, 어느 날 식빵을 사서 집에 두었더니 하루 만에 곰팡이가 피어서 맛도 보지 못하고 버린 적이 있다.

밀가루는 먹고 금방 알레르기 반응이 나타나는 경우는 드물지만 반복 섭취하면 항체가 쌓여 점점 체질이 민감해질 수 있어 권장하지는 않는다. 하지만 살면서 계속 먹지 않기는 힘들기 때문에 필자도 아토피 치료가 거의 끝나면 밀가루 음식을 조금씩 허용하고, 치료 중일 때도 외식을 할 경우에 먹을 게 없으면 밀가루 음식을 먹으라고 한다. 왜냐하면 고기나 회에 비해 즉시형 과민반응이 발생할 확률이 적어 피부가 급격히 뒤집어질 가능성이 낮기 때문이다.

밀가루를 처음 시작할 때는 중력분으로 만든 소면으로 국수를 만들어 먹으라고 한다. 글루텐 성분이 적은 박력분으로 만든 음식들은 대부분 우유나 버터, 달걀이 들어가는 빵과 케이크이기 때문에 좀 더 있다 시도해 봐야 하고, 강력분은 소화가 잘 안 되기 때문에 역시 뒤로 미룬다. 또한 아토피 식단으로 매일 밥을 먹다 보면 질리는데 그럴 때는 한국식 또는 동남아식 쌀국수를 사서 물국수나 비빔국수를 만들어 먹으면 된다. 궁하면 통한다고 필자는 생각지도 못한 걸 환자들이 찾아냈다. 식단지도를 몇 년 하다 보니 가끔 새로운 먹거리를 발견해서 먼저 소개하는 환자들이 있는데, 이런 창의력을 높이 평가한다.

아토피 환자들의
간식 1
– 감자, 고구마, 옥수수

보통 사람들은 간식으로 빵, 과자처럼 쉽게 사 먹을 수 있는 가공식품을 주로 먹는데 주재료가 대부분 밀가루이고 여기에 우유나 달걀, 땅콩 등의 재료와 식품첨가물이 들어가기 때문에 아토피 환자들은 마음 놓고 먹을 수가 없다. 그렇다고 가공식품의 홍수 속에서 평생 금할 수는 없고, 아토피가 많이 호전된 상태에서는 적당히 먹는 것도 괜찮다고 보지만 심할 때는 먹고 바로 반응이 있든 없든 항체를 축적하게 되어 아토피에 좋지 않은 영향을 미치기 때문에 곤란하다.

그래서 필자는 아토피 환자들에게 간식으로 주로 감자, 고구마, 단호박, 옥수수 같은 구황작물과 쪄 먹는 채소를 추천한다. 이들 식품은 탄수화물이 주성분으로, 비교적 알레르기가 없는 편인

바른 아토피 식이요법

데다 있더라도 익혀 먹으면 알레르기 성분이 파괴되어 안전해지기 때문이다. 옥수수에 들어 있는 항원은 열에 안정해서 익혀도 활성이 감소되지 않는 점이 있으나 임상적으로 옥수수를 먹고 나타나는 알레르기는 입술이 약간 부르트거나 속이 약간 불편한 정도이기 때문에 대체로 괜찮다. 메밀을 제외한 곡물 알레르기는 심하지 않은 특징이 있다.

하지만, 이들 식품은 탄수화물이 주성분이어도 쌀보다는 소화가 덜 되고 특정 성분은 이들을 분해할 소화효소가 우리 몸에 없기 때문에 명백히 간식으로 취급되어야지 주식이 되면 곤란하다. 특히 고구마는 많이 먹으면 위와 장에 자극을 줄 수 있다. 하루에 세 끼를 먹는다고 가정하면 두 끼는 흰쌀밥을 먹고 한 끼 정도만 구황작물이나 멥쌀로 만든 떡을 먹기 바란다. 필자는 소화 장애를 예방하기 위해서 아토피 환자들에게 감자, 고구마, 옥수수 등은 보통 크기 기준으로 하루에 2개 정도로 제한하고 있다. 한편 감자나 고구마, 옥수수, 녹두로 만든 전분은 알레르기성이 거의 없기 때문에 당면이나 녹두국수 등은 마음 놓고 먹어도 된다. 기름을 사용하지 않고 잡채를 만들어 먹으면 단출한 아토피 식단에 별미가 될 것이다.

아토피 환자들의
간식 2
– 떡, 쌀과자, 건조식품

떡도 쌀로 만들기 때문에 괜찮은 간식이 될 수 있는데, 주로 멥쌀로 만든 설기떡과 가래떡을 추천한다. 절편은 멥쌀로 만들어도 위에 기름을 많이 바르기 때문에 권하지 않는다. 요즘은 각종 색소 등 식품첨가물을 넣어 맛과 모양을 개량한 떡들도 많으니 주의해야 한다. 떡은 멥쌀로 만들어도 밥보다 점성이 강해 소화가 잘 안 되므로 역시 많이 먹지 않아야 한다. 단, 쌀로 만든 떡국이나 떡볶이는 소화장애가 덜하기 때문에 주식 대용으로도 권하고 있다. 그 외 필자에게 치료받는 아토피 환자들이 자체적으로 찾아낸 간식거리인 쌀과자가 있다. 식품첨가물 없이 순쌀로 만든 뻥튀기, 튀밥에 기름이나 다른 식품첨가물을 넣지 않고 엿만 넣어 만든 쌀과자도 추천하고, 집에서 튀밥에 엿을 넣어 버무려 강정을 만들어 먹어도 좋다.

　마트에 가 보면 사과칩, 배칩, 감말랭이, 고구마말랭이처럼 과일과 채소를 건조한 간식거리도 많이 판매되고 있으니 고려해 보도록 하라. 단, 이들 건조식품은 수분을 뺀 만큼 당도가 높기 때문에 칼로리에 주의해야 한다. 식품건조기를 구매해서 집에서 직접 만들어 먹는 방법도 유용하다. 밤을 가공한 식품도 있는데 밤은 다른 견과류보다 탄수화물 성분이 많아서 안전한 편에 속하긴 하나 그래도 하루 10개 이내로 제한하는 것이 좋다.

아토피
환자에게는
살코기를
권장한다

필자는 환자들에게 단백질 섭취를 제한하지만 진물이 멎었거나 가려움이 한 고비 지나간 환자들에게는 오히려 단백질, 그것도 필수 아미노산이 많이 들어 있는 동물성 단백질 섭취를 권장하고 있다. 왜냐하면 한의원까지 치료를 받으러 온 아토피 환자들은 대체로 몸이 약해 회복력이 떨어지고 스테로이드 등 면역억제제를 오랫동안 쓰다가 듣지 않아서 온 경우가 대부분이어서 치료 기간이 긴 편이고 단백질을 보충할 필요가 있기 때문이다.

이때 고기는 지방이 들어 있지 않은 살코기만 먹을 수 있다. 소고기, 돼지고기, 닭고기, 오리고기 등 모든 고기는 알레르기를 일으킬 수 있는데, 그중 알레르기를 일으킬 가능성이 높은 부위는 내장 부위이고 골격근인 빨간 살코기는 알레르기를 일으킬 가능성이 덜하다. 골격근은 팔, 다리 등을 움직이는 근육으로 단백질 구조가 단순하여 소화가 잘되고 생식에 관계하는 내장의 단백질은 구조가 복잡하여 소화되기가 어려운 편이다.

돼지고기와 닭고기는 대체로 육질에 기름기가 많기 때문에 처음부터는 먹지 못하고, 소고기 중에서도 기름기가 없는 살코기부터 시작하는 것이 좋다. 필자는 장조림이나 소고기국에 들어 있는 고기를 건져서 먹게 하거나 안심스테이크 같은 기름기 없는 고기를 권하고 있다. 좀 더 호전되면 참기름 양념을 하지 않은 소불고기나 불포화지방산이 많은 오리고기, 닭가슴살 정도는 시도해 볼 만하다. 단, 살코기여도 치킨이나 탕수육, 돈가스처럼 기름에 튀긴 음식은 안 된다.

단백질
보충제의
위험성

　　단백질 보충제를 섭취하고 나서 갑자기 아토피나 두드러기가 생기거나 안정적이던 아토피가 극도로 심해지는 환자들도 많다. 주로 젊은 남자들 가운데 이런 경우가 많은데, 단백질의 과잉 섭취가 아토피를 악화시킨 것이다.

　　국내의 스포츠영양 시장은 1990년대 초반에 형성되어 미미한 수준을 유지해 오다가 2000년 이후 급성장하여 2015년 현재는 무려 800~1,000억 원 규모에 달할 정도로 성장했다. 단백질 보충제는 고농축 기능성 영양 식품으로 운동으로 몸을 만들 때 섭취하면 크고 단단한 근육을 만들 수 있어 헬스를 하는 젊은 남자들의 경우 대부분 섭취하고 있다. 단백질 보충제의 주성분은 우유에서 뽑아낸 유청 단백질로, 몸에 들어가 빨리 흡수되기 때문에 단기간에 효과적으로 근육을 만들 수 있게 해 준다. 그 외에도 식이섬유, 미네랄, 칼슘, 비타민, 철분 등이 들어간다.

헬스를 하는 사람들 사이에서는 단백질 보충제를 처음 먹고 나서 설사를 하는 경우가 많고 이는 적응 단계에서 일어나는 일반적인 현상이니 심하면 병원을 찾거나 전문 트레이너의 지도를 받아 섭취량을 조절하면 된다고 하는데, 아토피 체질은 방치하다가 아주 심한 부작용이 생길 수 있다. 이 많은 단백질은 일반 식사로는 섭취 자체가 불가능한 양인데, 거기에 흡수 속도까지 빠르니 면역 체계를 교란시키는 것이 당연하지 않겠는가. 임상적으로 더욱 문제가 되는 것은 단백질 보충제를 먹고 난 뒤 하루나 이틀 만에 반응이 있으면 알아차리고 먹지 않으면 되는데 몇 주나 몇 달간 괜찮다가 어느 날 갑자기 피부가 심하게 뒤집어지는 경우이다. 만약 젊은 남성 환자가 갑자기 아토피나 두드러기 증상으로 내원하면 헬스와 단백질 보충제 섭취 여부를 확인하여야 한다. 안타깝지만, 아토피 환자들은 단백질 보충제의 도움으로 몸짱이 되려는 꿈은 포기해야 한다. 운동을 하더라도 보충제 없이 해야 피해가 없다.

아울러 필자는 아토피 치료 중에는 운동을 하지 못하게 한다. 스테로이드를 장기간 사용한 환자들은 피부와 근육의 단백질이 분해되어 시한부 '유리몸'이 되어 있는 상태이다. 원래 몸이 약한 데다가 타고난 것보다 더 약해져서 내원한 환자들이 운동까지 하면 에너지를 더 많이 소모하게 되어 피부를 치유하는 데 가야 할 에너지가 부족해진다. 또 대부분의 운동이 체온을 높이고 땀을 내기 때문에 염증과 가려움을 더욱 악화시키며, 자주 씻어야 하기 때문에 피부를 더 손상시킨다. 굳이 환자들이 운동을 원할 때는 땀이 나지 않고 피곤하지 않은 선에서 하라고 허용한다. 이 정도는 에너지 소모가 크지 않아서 괜찮다.

혹 독자들 중에서 본인이 운동으로 효과를 보았다거나 주변에 운동으로 효과를 본 아토피 환자가 있다고 할 수 있다. 하지만 그런 환자들은 증상이 심하지 않았을 것이기도 하거니와 궁극적으로 운동 자체로 호전된 것은 아니다. 필자에게 오는 환자들 중에는 아예 외출이 불가능할 만큼 증상이 심해 운동은 엄두도 내지 못하는 경우도 많다. 또한 실제로 대면을 하지 않는 온라인상에서는 각자의 증상만 알고 있기 때문에 본인의 증상이 심하고 어떤 방법이 효과가 있다고 주장할 수 있다. 하지만, 아토피는 분명 공통점은 있지만 각자 알레르기를 일으키는 항원도 다르고 면역체계도 일반적인 사람들과는 달라 자극이 있을 때 특이한 반응들이 속출하기 때문에 한 사람의 경우가 모든 사람에게 적용되지 않는다. 아토피 증상도 처음부터 진물이 나면서 시작되는 환자도 있고, 진물 없이 빨갛게 벗겨지기만 하는 환자도 있는 등 모두 모양과 증상이 다르기 때문에 전문의의 의견이 아닌 충고들은 신중하게 받아들여야 한다.

견과류는
가급적
멀리하라

　견과류는 수목의 과실 중의 핵 부분에 포함되는 종자 또는 인으로, 밤이나 호두, 땅콩, 아몬드, 잣, 도토리, 피칸, 피스타치오, 캐슈너트, 개암(헤이즐넛), 마카다미아, 은행 등이 이에 포함된다.

　견과류가 알레르기를 많이 일으키는 이유는 다음과 같다.

　첫째, 앞에서도 기술하였듯이 식물의 종자는 생식과 증식에 관여하는 물질로, 생물체는 이에 관여하는 중요 물질을 다른 동물에 빼앗기지 않으려고 날카로운 가시, 껍질, 악취, 쓴맛을 비롯해 유독 성분을 포함하고 있다. 대표적인 것이 은행으로, 청색증을 유발하는 독성 물질인 시안배당체와 메칠피리독신을 함유하고 있다.

둘째, 종자는 생식과 증식에 관여하는 물질인 만큼 지방, 단백질, 탄수화물, 비타민, 무기질 등 고농도의 영양소를 함축하고 있다. 이런 이유로 견과류나 해바라기씨, 호박씨 등의 씨앗류를 먹으면 알레르기 반응이 일어날 확률이 매우 높다. 물론 견과류에 따라 영양소에 차이는 있다. 예를 들어 밤은 탄수화물이 40%이고 단백질은 3%밖에 들어 있지 않아 알레르기를 일으킬 확률이 비교적 낮지만 호두는 단백질이 20~30%이고 지방질은 50~60%나 들어 있어서 알레르기를 일으킬 확률이 매우 높은 편이다. 어떤 견과류에 탄수화물이 많고 지방질이 많은지는 식감으로 짐작되리라 생각한다.

요즘은 견과류가 두뇌에 좋고 항산화 성분이 많으며 면역력을 높이는 음식이라고 하여 각광받고 있는데 아토피 환자에게는 해당하지 않는다. 아토피 환자들은 '면역력'이라는 말에 쉽게 흔들린다. 면역력이라는 말은 다중적인 의미로 쓰이고 있는데, 학술적으로 볼 때 아토피 환자들은 면역력이 부족한 것이 아니라 과잉이다. 해로운 성분에 대해 지나치게 과민하게 반응하여 염증반응이 생기는 것이다. 이것이 정확한 표현이겠지만, 일상에서 쓰는 면역력이라는 말은 '컨디션' 정도의 가벼운 의미로 받아들이면 좋겠다. 당연히 컨디션이 좋으면 아토피는 완화되고, 스트레스를 받고 질병을 앓거나 몸이 아프면 악화된다.

아토피 환자들이 면역력을 향상시키기 위해서는, 즉 컨디션을 향상시키기 위해서는 잘 먹고 잘 자고 다른 병 없이 마음이 편안하면 된다. 이런 관점에서 건강관리가 행해지면 많은 부분이 해결될 것이다. 그러기 위해선 견과류와는 평생 거리를 두어야 한다. 다른 사람들이 아무리 몸에 좋다고 해도 나는 먹어서 목이 붓고 몸이 가렵고 아토피가 심해진다면 무슨 소용이 있겠는가? 그러므로 치료 중에는 견과류를 절대 먹어선 안 되고, 치료가 끝난 뒤에도 가끔 눈에 띄면 먹는 정도일 뿐 일부러 사 먹진 말아야 한다. 최소한 이 책을 읽은 독자들은 시류에 휩쓸려 견과류를 매일 먹는다든가 몸이 아프다고 잣죽을 끓여 먹는 일은 없었으면 좋겠다.

커피는
허용식품인가?

커피의 재료인 원두를 커피콩이라고도 불러서 콩의 한 종류라고 오해할 수 있는데 실제로는 커피나무의 열매이다. 열매에 속하기 때문에 알레르기를 일으킬 수 있으나 볶은 커피는 거의 알레르기를 일으키지 않는다. 하지만 볶지 않은 커피콩은 강력한 알레르겐이어서 커피 볶는 공장에서 일하는 근로자들은 자주 알레르기 증상을 보인다고 한다.

한약을 복용하는 환자들은 술과 커피는 마시면 안 된다고 생각하는데, 커피는 마셔도 된다. 하지만 카페인 성분이 이뇨작용을 하므로 자주 마시는 것은 좋지 않다. 단, 카페라테나 카푸치노처럼 생크림을 얹거나 우유가 많이 들어간 종류는 제한하고 아메리카노만 허용한다. 인스턴트 커피믹스에 들어 있는 크림 성분은 물

바른 아토피 식이요법

엿과 식물성 유지로, 식물성 유지는 체내에 축적될 뿐 배출되지 않는 좋지 않은 성분이다. 하지만 단기간 아토피에 미치는 영향은 거의 없거나 적은 편이라 하루 3잔 이내로 제한한다. 그 이상 마시면 혈압이 상승하는 등 건강에 좋지 않다.

필자는 식단을 엄격히 제한하기 때문에 단기간 아토피에 영향을 주지 않는 커피나 담배 등의 기호품에 대해서는 약간 여지를 주는 편이다. 담배 또한 끊으면 여러 모로 좋겠지만 당장 끊는다고 하여 아토피가 호전되거나 계속 핀다고 하여 악화되지는 않기 때문에 지금 힘들면 나중에 끊으라고 하고 있다.

아토피와
유기농 식품

아토피 식이요법이라고 하면 막연히 유기농 식품을 먹어야 하는 게 아닌가 생각할 수 있다. 결론부터 말하면, 먹으면 좋겠지만 유기농 식단이 꼭 아토피 식단과 일치하는 것은 아니다. 아토피 식단은 '곡물 위주의, 단백질과 지방, 식품첨가물에 주의해야 하는 식단'이라 정의할 수 있다. 하지만 아토피 체질인 사람들은 어떤 것이든 독소에 민감하게 반응한다는 점에서 작물과 가축을 어떤 방식으로 키웠는지에 따라 미세하게는 영향이 있을 수 있다고 생각한다.

유기농 농작물은 3년 이상 유기 비료를 써서 재배한 농작물로, 재배 과정 중에 화학 비료를 쓰지 않고 생산한 농작물을 말한다. 농약 사용 여부와는 상관이 없는 개념이라 할 수 있다. 유기

비료는 두 가지로 분류되는데 하나는 가축의 분뇨를 발효시켜 만드는 동물성 비료(두엄)이고, 또 다른 하나는 풀을 베어 발효한 퇴비나 쌀겨, 쌀겨를 발효한 보카시, 비지 등의 식물성 비료이다. 보통은 이 두 가지를 섞어서 사용한다.

그런데 동물성 비료를 대량으로 사용하면 병충해가 많이 생기고, 식물성 비료를 사용하면 병충해도 적고 농약 사용량도 줄일 수 있다. 동물성 비료를 사용했을 때 병충해가 많이 발생하는 까닭은 가축의 먹이에 항생제가 굉장히 많이 쓰이기 때문이다. 가축은 사람보다 훨씬 항생제를 많이 쓰는데, 그렇다 보니 배설물에도 상당한 항생제가 배출된다. 그런데 배설물에 포함된 항생제가 균을 죽여 버리기 때문에 발효가 충분히 이뤄지지 못하고, 그 결과 효과가 완전치 못한 비료가 만들어져 이것이 결국 병원균의 번식을 초래하는 것이다. 그래서 농약을 써야 하며, 어떤 면에서는 유기농 농작물보다 화학비료를 사용한 농작물이 더 나을 수 있다.

이 외에도 가축의 사료에 유전자 변형 농산물이 사용되었을 가능성도 있다. 가축용 사료를 재배할 때는 사람이 먹는 게 아니기 때문에 농약이나 비료를 대놓고 사용한다. 그런데 사료에 포함된 화학물질은 모두 배설물로 배출되어 비료가 되어 밭에 뿌려진다. 이렇게 되면 명목은 유기농 채소이지만 실제로는 어떠한 화학 약품이 섞여 있는지 알 수 없게 된다.*

---

*『채소의 진실』 가와나 히데오 저, 유수영 역, 청림Life, 2011

작물과 가축에 사용된 약품 중에서 최소한 항생제는 아토피 환자들에게서 아주 민감하게 작용한다. 항생제는 유해한 세균과 유익한 세균을 동시에 죽이기 때문에 피부장벽에 손상을 주어 아토피를 악화시킨다. 작물과 가축에 사용된 항생제를 이 책에서 직접 거론하기에는 한계가 있지만, 임상적으로 항생제가 아토피를 악화 내지 유발시키는 경우는 매우 흔하기 때문에 필자는 아토피를 치료받는 동안은 가급적 항생제를 쓰지 않게 하고 있다. 따라서 굳이 그렇게까지 할 필요는 없으나 여유가 된다면 유기농뿐만 아니라 무농약, 저농약 여부도 잘 알아보고 구매하면 좋겠다.

채소,
갈아 먹거나
즙으로 먹지
마라

식물을 재배하기 위해서는 영양제인 비료가 필요하며 비료의 주성분은 질소이다. 식물이 먹는 질소는 주로 두 가지인데 하나는 암모니아태 질소(NH_4-N)이고, 다른 하나는 질산태 질소(NO_3-N) 이다.● 식물에 따라 암모니아태 질소를 선호하는 것이 있고, 질산

● 이를 이해하기 위해서는 '퇴비화'에 대한 이해가 먼저 필요하다. 퇴비화 (堆肥化)란 유기물질이 미생물에 의해 분해되어 식물이 흡수할 수 있게 되는 과정을 말한다. 동식물이 가지고 있는 유기화합물은 몇 차례에 걸쳐 미생물 의 분해 작용에 의해 무기물질이 되는데 이때 처음의 질소 형태를 암모니아 태 질소라 하고, 암모니아태 질소가 토양미생물의 작용에 의해 또 다시 분해 되어 만들어진 최후의 질소 산물을 질산태 질소라고 한다. 이 중 암모니아태 질소는 식물이 바로 흡수하여 이용할 수 있는 상태를 말한다.

태 질소를 선호하는 것이 있다. 벼는 암모니아태 질소를 주식으로 하고, 밭작물은 대부분 질산태 질소를 주식으로 한다.

질소는 푸른 잎에 축적되므로 잎이 푸르면 푸를수록 질소 성분이 많다고 생각하면 된다. 그런데 채소 섭취로 몸속에 들어간 질산태 질소 성분은 고기나 생선에 들어 있는 단백질 성분과 결합하면 니트로소아민(nitrosamine)이라는 발암 물질을 만들어내고, 메트헤모글로빈혈증(methemoglobinemia)*을 일으킨다. 메트헤모글로빈혈증은 대부분 유아에게서 발생한다. 성인은 체내에 헤모글로빈이 충분하여 발생 빈도가 낮지만 유아는 충분치 않기 때문에 체내에 유입되는 질산의 양이 적어도 쉽게 반응이 나타나는 것이다. 실제로 1953년부터 1960년까지 체코슬로바키아에서는 수백 명의 어린이 몸이 푸른색으로 변하는 사건이 일어났는데, 사람들은 이 병을 블루베이비병이라고 불렀다. 나중에 발생 지역 주민들이 마시는 식수에 다량의 질산이 함유되어 있었음이 밝혀졌다. 이유식을 할 때 생후 6개월 이전에 시금치나 배추, 비트 같은 잎채소를 금하는 이유도 여기에 있다.

앞에서 기술한 항생제 문제도 있고, 채소에는 몸에 좋은 성분만 들어 있는 것이 아니다. 채소를 삶거나 데치면 해로운 성분들이 많이 희석되지만 채소를 생으로 갈아 먹거나 즙을 내어 먹는 것은

---

*메트헤모글로빈혈증은 산소를 운반할 수 없는 헤모글로빈이 많아서 세포가 질식하는 병으로 질소화합물인 화학비료로 재배된 채소 등을 먹으면 발생한다.

먹지 않느니만 못하며, 고기를 채소와 곁들여 먹으면 암을 유발할 수도 있다. 게다가 갈아 먹으면 조리해서 먹는 것보다 훨씬 많은 양을 먹게 된다. 일반인들은 몸에 해로운 성분이 들어와도 큰 문제가 생기지 않지만 아토피 환자들은 독소를 감지하는 높은 수준의 센서가 작동하고 있기 때문에 금세 이상반응이 나타난다.

실제로 수년 전 디톡스 다이어트가 유행할 때 채소나 과일을 갈아 먹고 아토피나 두드러기가 생겨서 필자를 찾아온 환자들이 꽤 있었다. 그렇게 발생한 아토피는 대체로 얼굴 전체가 붉어지는 양상을 띠기 때문에 병원에서 전신홍반성낭창(systemic lupus erythematosus), 즉 루프스로 의심받기도 한다. 아토피 환자들은 원래도 날 음식보다는 익힌 음식이 안전하며, 어떤 목적을 갖고 꾸준히 채소를 갈아 먹는 것은 바람직하지 않다.

그렇다고 채소를 먹지 말아야 한다는 것은 아니다. 채소는 비타민과 무기질의 주공급원이므로 생으로 샐러드를 해 먹든, 쌈 채소로 먹든, 조리하여 생채나 숙채로 먹든 반찬으로서의 지위만 부여하면 된다. 그렇게만 먹으면 갈아 먹는 것처럼 과다하게 섭취할 일은 별로 없다. 과일도 마찬가지이다.

채소를 고를 때는 색이 연한 것을 고르되, 색이 짙은 것밖에 없다면 삶거나 데쳐서 먹어야 한다. 생으로 먹는 채소의 잔류농약이 걱정된다면 1~5분 정도 물에 담가 두었다가 흐르는 물에 씻고, 배추나 파는 겉잎을 떼고, 오이는 스펀지를 이용해 표면을 닦아낸 뒤에 먹는 것이 좋다. 실험 결과에 의하면 흐르는 물에 씻는 것이나 식초, 소금물로 씻는 것 모두 잔류농약 제거율이 80% 이상으로 큰 차이가 없었다. 영양소 파괴를 막기 위해 흐르는 물에 씻어 먹을 것을 추천한다.

아토피 환자들이 이렇게 유해 독소에 민감함에도 불구하고 도태되지 않고 점점 증가하는 우성학적 이유가 있다. 아토피 체질은 암에 강한 체질이다. 물론 한 개인만 놓고 보면 암이 생기느냐, 생기기 않느냐 둘 중 하나이지만 많은 아토피 환자들을 모아 놓고 조사해 보면 암이 덜 발생한다고 한다. 비록 일상생활이 불편하긴 하지만 나이가 들면서 아토피는 차츰 완화되고 암에는 강해지니 나쁘게만 생각할 일은 아니다. 아토피 체질은 독소가 들어오면 몸이 즉각 사인을 보내기 때문에 잘 조절할 수만 있다면 항상 건강 관리를 하게 되어 오히려 큰 병이 생기지 않는다는 장점이 있다. 한편 어릴 때부터 남들과는 다른 모습과 다른 방식으로 살기 때문에 심리적으로 많이 위축되고 스스로의 가능성을 제한하는 경우를 자주 볼 수 있는데, 사는 것이 그렇게 불공평하지는 않다. 모두 힘내기 바란다.

아토피와
과일알레르기

채소와 마찬가지로 과일은 무조건 몸에 이로울 거라 생각하는 사람들이 많은데, 그렇지 않다. 과일은 식물의 열매인 만큼 잎인 채소보다 더 알레르기를 많이 일으킨다. 또한 채소는 익히고 조리를 해서 먹는 경우가 많지만 과일은 대부분 익히지 않고 날것으로 먹기 때문에 더 문제가 된다.

과일로 인한 알레르기의 가장 심한 형태는 두드러기이다. 망고 같은 열대과일에 의한 경우가 가장 많으며, 입술이 부르트거나 입안 또는 목구멍이 붓고 가려우며 과일이 닿은 부위가 붉게 부풀어 오르거나 염증이 생긴다. 임상적으로 이들 과일알레르기는 개인차가 뚜렷한 편이고, 씨앗에 들어 있는 단백질 함량도 다른 알레르기 식품에 비해 매우 적은 편이어서 두드러기를 제외하고는 증상이 수시간 내에 사라진다.

그런데 과일을 몸에 좋다고 생각하여 필요 이상으로 많이 먹기 때문에 문제이다. 일반인들은 크게 문제될 것이 없지만 아토피 환자들은 이런저런 과일을 많이 먹으면 입술이 부르트는 자체 알레르기 증상보다 은근히 아토피 증상이 심해지면서 잘 낫지 않는 형태가 된다. 식단검사를 했을 때도 다른 건 다 괜찮은데 유독 과일을 좋아하고 많이 먹는 환자들은 호전세가 더디며 진물이 잘 멎지 않는다. 이런 환자들은 모든 과일을 끊어야 변화가 보이기 시작한다.

그래서 필자는 개인적으로 명확히 알레르기 증상을 유발하는 과일은 먹지 않도록 금하고, 종류에 상관없이 하루에 몇 쪽, 최대한 사과 1개 분량 이내로 양을 엄격히 제한하고 있다. 채소와 마찬가지로 갈아 먹거나 즙을 내어 먹는 것은 못하게 하고 있다. 물론 치료가 끝났거나 증상이 많이 호전된 환자들에 한해서는 매일 다량으로 갈아 먹지 않는 조건으로 제한하지 않고 있다.

흔히 알려진 알레르기를 일으키는 과일은 씨앗을 함께 먹는 과일인 토마토*, 딸기, 바나나 등이다. 키위나 복숭아처럼 털이 있는 과일도 알레르기를 많이 일으키는데, 임상적으로 아토피 증상을 심하게 하는 과일과는 좀 차이가 있다. 필자의 경험으로 봤을

---

*토마토는 생물학적으로는 채소로 분류하지만 우리나라에서는 과일로 많이 먹고 있으니 과일에서 논하기로 한다.

때 아토피 증상을 가장 악화시키는 과일은 토마토나 수박처럼 리코펜(lycopene)이 많이 들어 있는 붉은색을 띠는 과일과 귤, 오렌지, 레몬 등의 감귤류이다. 리코펜은 토마토, 수박, 붉은 포도, 석류 등의 붉은색을 띠는 색소의 일종으로, 강력한 항산화 작용을 한다고 알려져 있지만 매일 리코펜을 30mg씩 섭취할 경우 소화불량이나 복부팽만감, 구역, 설사 등을 일으킬 수 있다. 수박은 수분이 많아 위액을 엷게 만들어 소화불량을 유발할 수 있다. 생채소나 생과일처럼 익히지 않은 음식은 위장을 차게 만들어 위장에 부담을 준다. 어떤 원인이든 소화가 안 되면 아토피는 필연적으로 악화된다. 또 감귤류에 알레르기가 있는 환자는 귤이나 오렌지뿐만 아니라 유자차, 레몬차에도 반응할 수 있다. 겨울에 감기 예방을 위해 며칠간 연속해서 레몬차를 마신 아토피 환자가 가려움증이 더 심해진 경우가 있었다.

그래서 필자는 아토피 환자들에게 명확한 알레르기가 없다면 바나나는 개수 제한을 두지 않고 허용하지만 다른 과일은 양을 제한한다. 수박이나 멜론, 토마토, 복숭아, 열대과일 등은 가급적 먹지 말라고 한다. 특히 진물이 나고 있는 아토피 환자들은 바나나를 제외한 모든 과일을 제한한다.

의외로 모든 잼이나 토마토케첩, 복숭아 통조림 같은 과실 통조림은 열처리를 하였기 때문에 식품첨가물만 들어 있지 않으면 안전한 편이므로 제한하지 않는다. 필자의 환자들은 빵을 못 먹게 하니 백설기에 딸기잼을 발라 먹거나 백설기를 식빵러스크처럼 구워 간식으로 먹기도 한다. 마트에 파는 과일 주스는 식품첨가물이 많이 들어 있기 때문에 역시 권하지 않으나 우리나라 농장에서 생산된 사과즙이나 배즙에는 식품첨가물이 들어 있지 않기 때문에 주스 대용으로 과다 섭취하지 않는 선에서 허용하고 있다.

과일알레르기는 평생 있을 것 같지만 아토피가 완화되거나 없어지면 과일알레르기도 자연스럽게 사라진다. 진물이 나고 피부가 많이 패인 상태에서는 계속 염증이 생기고 과민한 면역 상태가 지속되기 때문에 사과 1개만 먹어도 반응이 오지만 피부가 회복되고 과민한 면역 상태가 완화되면 사과 1개 정도는 먹어도 아무렇지 않게 된다. 아토피와 식품알레르기의 관계는 검사를 통해 평면적으로 판단할 것이 아니라 임상을 통해 입체적인 관점에서 판단해야 더 정확하다.

식품첨가물과
대뇌알레르기

알레르기 반응은 주로 두드러기나 아토피 같은 피부 증상 또는 구토, 설사, 복부팽만 등의 소화기 증상으로 나타나지만 신경 계통으로 나타나는 경우도 있다. 땅콩이나 땅콩버터를 먹은 뒤 편두통이 생긴다거나 식품첨가물을 과잉 섭취하고 정서적으로 흥분되거나 과잉 행동이 나타나는 것이 그 예이다.

뇌는 뇌척수액이라는 물에 둥둥 떠 있는, 젖어 있는 컴퓨터이다. 그런데 뇌와 뇌척수액의 이상으로 지각 능력에 문제가 생기면 행동도 이상해진다. 식품에 대한 대뇌알레르기를 가진 사람은 두통, 비현실성, 행동통제 결여 같은 만성적인 문제를 경험하고, 심할 경우 폭력이나 절도, 방화 같은 강박행위를 하기도 한다는 의견도 있다. *

가공식품에 들어 있는 식품첨가물이 주의력결핍과잉행동장애 (ADHD)의 한 가지 원인이 될 수도 있다는 의견도 있다. ADHD는 주의력 부족 상태가 오랫동안 지속되어 산만함, 과다활동, 충동성을 보이는 정신질환으로, 대개 5세 무렵에 발병해 만성적으로 발전한다. 가공식품 섭취를 피하면 증상이 줄어든다는 연구결과가 제법 나오고 있는데 아직까지 확고한 지위를 차지하는 이론은 아니지만 새겨들을 필요는 있다.

따라서 뇌 기능 개선을 위해서는, 특히 아이의 정서와 행동이 걱정스럽다면 뇌의 유독물질을 줄이고 뇌가 필요로 하는 영양물질의 농도를 증대시킬 필요가 있다. 뇌가 잘 기능하기 위해서는 음주와 흡연 등의 독소를 줄이고 비타민C, 비타민B, 칼슘, 마그네슘 등의 영양소를 섭취해야 한다. 그런 의미에서 'What you eat is what you are.', 즉 '당신이 먹은 것이 곧 당신이다'라는 말은 일리가 있다.

*『식원성 증후군』 오사와 히로시 저, 홍성민 역, 국일미디어, 2005

바른 아토피 식이요법

카레는 정말로
몸에 좋을까,
향신료의
유해성

카레는 인도 요리의 기본 양념으로 강황, 후추, 계피가루, 겨자, 생강, 마늘, 박하 잎, 칠리페퍼, 정향 등 20여 가지의 재료를 섞어 만든 복합 향신료이다. 대부분의 사람들이 카레를 '몸에 좋은' 건강음식이라 생각하고, 필자가 식단 지도를 시작하던 무렵에 상당수의 아토피 환자들이 카레를 좋은 음식이라 생각하고 먹고 있어서 놀랐던 적이 있다. 하지만 유감스럽게도 아토피 환자에게 카레는 해로운 음식이다.

인도는 세계에서 치매 발생률이 가장 낮은 국가로, 카레에 들어 있는 강력한 항산화 물질인 커큐민(curcumin) ● 덕분인 것으로 알려져 있다. 좋은 음식임에는 틀림없지만 아토피 환자들이 카레, 후추, 계피, 마늘 등의 향신료를 많이 먹으면 위장관 점막에 자극을 주어 알레르기 반응이 더 강화되거나 촉진된다. 또한 우리나라에서 나오는 카레 제품에는 밀가루와 기름, 각종 조미료 등이 들어 있기 때문에 결코 권할 수가 없다. 필자의 환자 중 홍콩으로 출장만 갔다 오면 두드러기가 생긴다며 치료를 받으러 온 젊은 남자 환자가 있었다. 다른 곳으로 출장을 가면 그런 문제가 없다는 것으로 보아 홍콩에서 쓰는 향신료 때문이 아닌가 싶다.

점점 더 맵고 자극적인 맛을 원하는 소비자들의 입맛을 맞추기 위해 캡사이신 소스가 시중에 판매되고 있는데, 이 또한 큰 문제가 된다. 필자의 환자 중 모르고 밖에서 캡사이신 소스가 포함된 음식을 먹으면 두드러기와 피부묘기증이 발생하는 환자가 있다. 두드러기는 금방 치료될 수도 있지만 치료에 3개월 이상 걸리는 경우도 있으므로 주의해야 한다. 아토피 환자들은 평소 요리를 할 때 청양고추나 후추, 마늘 등의 자극적인 양념은 하지 않고 먹는 것이 맞다. 매운 음식을 전혀 먹지 말라는 것이 아니라 아주 매운 음식은 곤란하다는 것이다. 신경 쓰지 않고 먹을 경우 치료 중인 환자는 몸이 더 가렵고 더 붉어질 수 있다. 양념 맛이 아닌 재료 본연의 맛을 즐기는 것이 바람직하다.

예전에 치료받던 한 여대생 환자는 필자가 지도하는 아토피

● 커큐민은 생강과에 속하는 식물의 뿌리에서 추출된 성분으로, 노란색을 내는 색소이자 향신료로 많이 이용되고 있다.

바른 아토피 식이요법

식단에 대해 '닝닝한 식단'이라고 했다. 환자가 그렇게 표현하는 것이 조금은 충격적이었는데 식이지도를 받으면서 햄이나 토마토케첩이라도 있어야 식사를 할 수 있었던 입맛이 순한 입맛으로 바뀌게 되어 좋은 의미의 '닝닝한 식단'이라며 고마워 한 적이 있다.

성인 환자들은 지금껏 먹어온 습관이 있어서 짧은 시간에 입맛을 바꾸기가 힘들 것이다. 하지만 아토피 아이를 키우고 있는 가정에서는 될 수 있으면 자극적이고 강한 양념 맛에 아이의 입맛이 길들여지지 않도록 했으면 좋겠다. 아토피도 문제지만 나중에는 비만과 생활습관병의 원인이 될 수 있기 때문이다.

아토피
기본 식단
구성

필자는 지난 수년간 환자들을 대상으로 아토피 식단을 구성하는 원리에 대해 교육하고 식이지도를 해 왔다. 하지만 환자들이 처음부터 아토피 식단을 구현하는 데는 한계가 있다. 그래서 기본 식단을 정해 주기로 했다.

— 흰쌀밥
— 고기나 조개를 넣지 않고 엷게 끓인
   된장국 / 미역국 / 채소국
— 양념과 젓갈이 많이 들어가지 않은 김치
— 기름을 넣지 않고 익힌 채소
— 기름을 바르지 않고 구운 김

이것이 극심한 아토피 환자, 진물이 심하게 나는 화폐상 습진 환자, 극심한 스테로이드 부작용 환자를 위한 필자의 가장 기본 식단이다.

주식은 무조건 흰쌀밥으로 하고 된장국이나 미역국 등을 추가하되, 소고기나 조개 같은 해산물을 넣지 않아야 하며, 육수를 우려야 한다면 다시마나 멸치 정도만 넣고 연하게 우려낸다. 육수에 들어가는 멸치 성분도 아토피에 영향을 줄 수 있기 때문이다. 된장국은 대체로 괜찮지만 콩알레르기가 있는 환자는 된장국에도 반응할 수 있으므로 연하게 먹는 좋다. 연한 것이 소화도 더 잘된다.

김치의 종류는 큰 상관없지만 가능하면 양념과 젓갈이 많이 들어가지 않은 것을 추천하고, 너무 매울 경우에는 물에 씻어 먹도록 한다. 아토피가 심할 때는 양념 방식이 다른 남의 집 김치만 먹어도 악화되는 경우가 있다.

그 외 양배추나 당근, 무 등의 채소는 찌거나 삶아 익혀서 먹고, 간은 간장이나 소금, 설탕으로만 한다. 양배추, 당근, 무 같은 채소는 씨앗이 없어 알레르기를 거의 일으키지 않고 비타민도 풍부해서 좋다. 양배추와 무는 비타민C가 풍부하고, 당근은 비타민A가 풍부하다. 간혹 해조류알레르기가 있어 미역국에 반응하는 환자도 있는데, 이런 경우는 먹으면서 반응을 보기로 하고 기름을 바르지 않은 김 정도를 곁들이면 된다. 김은 가능하면 고급으로 구입해서 먹는 것이 좋다.

이 정도면 칼슘만 조금 부족할 뿐 그렇게 영양소가 부족한 식단은 아니다. 된장과 김치 같은 발효식품을 이미 먹고 있고 익힌 채소를 통해 비타민과 무기질도 적절히 섭취하고 있는데 유산균과 종합비타민이 더 필요할 이유가 없지 않은가? 앞에서 기술한 콩만 삶아서 먹거나 라면을 달고 사는 사람이라면 모를까 그런 제품을 먹지 않는다고 불안해할 이유가 전혀 없다. 기본 식단에서 시작해 증상이 호전되면 필자의 지시에 따라 마른 멸치와 두부, 고기, 달걀 등을 추가할 수 있기 때문에 결국엔 칼슘과 단백질도 전혀 부족하지 않은 식단이 된다.

필자는 거의 모든 아토피, 두드러기, 습진, 스테로이드 부작용 환자에게 식이요법을 지시하는데, 그중에서도 정말로 먹는 것에 민감한 환자들이 더러 있다. 보통 한의원에 내원하는 환자들은 스테로이드가 잘 듣지 않아서 치료를 전환한 경우가 대부분이다. 호전과 악화를 반복하는 것이 아토피의 특징이라지만 스테로이드를 오래 쓴 환자들은 기복이 특히 심한 편이다. 그런데 먹는 것에 극단적으로 민감한 환자는 흰쌀밥과 김치 위주의 기본 식단만 먹으면 아무 기복이 생기지 않을 정도였다. 필자는 이 환자들이 좀 더 극단적인 아토피 유전자를 갖고 있거나 과거에 위장관 점막의 면역체계가 심하게 손상된 적이 있지 않나 생각한다.

아토피 식단
구성 시
주의할 점

필자는 아토피 환자에게 최소한 피부결 기준으로 80%는 치료가 되어야 치료를 종료할 수 있다고 교육한다. 그 이하로 치료하면 여전히 가려움이 남아 있고, 먹는 음식과 환경에 민감하게 반응하며, 무엇보다 금방 재발하기 때문이다. 가장 좋은 것은 피부결과 색이 정상으로 돌아올 때까지 치료하는 것이다. 아토피로 염증이 생기고 착색되었던 피부가 정상 수준으로 복구되면 과민성이 남아 있더라도 1차로 피부장벽은 복구가 끝났으므로 관리만 잘하면 무난하게 생활할 수 있다.

정상 수준까지 치료하기가 힘들다면 최소한 80%까지는 치료해야 치료를 종료해도 스스로 회복할 수 있다. 물론 환자마다 개인차가 있어서 회복력이 좋은 환자도 있고, 회복력이 떨어져 약물 치료를 하지 않으면 진전이 없는 환자도 있다. 임상적으로 이 회복력은 평소 체격과 체력에 비례하는 편이다. 성인 기준으로 여성은 40kg대, 남성은 50kg대인 환자들은 아무래도 회복력이 떨어질 수밖에 없다.

아토피 치료가 끝나고 많이 호전된 이후에도 주의할 점이 있다.

첫째, 한 가지를 집중적으로 먹으면 안 된다

극단적으로 말해 흰쌀밥을 제외하고는 아무것도 안전하지 않다. 필자의 지시대로 현미, 콩, 견과류, 우유 등은 매일 먹지 않는다 쳐도 비교적 안전하다고 들은 사과가 몸에 좋다고 매일 1개 이상씩 먹거나 버섯은 된다고 했다고 차가버섯을 끓여서 매일 차처럼 마시면 좋지 않은 반응이 생길 수 있다. 특히 방송에 나오거나 인터넷에서 어떤 식품이 어디에 좋다고 했다고 당장 마트로 달려가 사 먹는 것은 신중해야 한다. 최근에 유행하는 렌틸콩과 블루베리 역시 아토피 환자들은 집중적으로 먹으면 어떤 반응이 나타날지 알 수가 없다. 또 이때 증상이 나빠지는 것을 보고 명현반응이라고 착각하지 않기를 바란다. 반복해서 말하지만 아토피는 그런 식으로 좋아지지 않는다. 시간이 가면서 조금씩 기복 없이 좋아지는 게 가장 이상적인 아토피 치료이다.

이런저런 반찬을 추가할 때 알레르기가 있는지 없는지 잘 모르겠으면 소량씩 골고루 먹으면 된다. 그러면 실제로는 몸속에서 알레르기가 일어나더라도 피부로 드러나는 증상은 별로 없다. 예

　　　　　　바른 아토피 식이요법

를 들어 같은 단백질 200g이어도 달걀찜 50g, 두부 데친 것 100g, 장조림 50g을 먹으면 별 탈이 없지만 등심구이를 200g 먹으면 그날 밤 가려울 가능성이 높다.

둘째, 진한 맛, 진한 양념, 고칼로리를 멀리 하라

필자는 평소에 육수를 음식 맛의 비결로 삼을 필요가 있을까 하는 생각을 갖고 있다. 음식을 전문적으로 파는 음식점이라면 몰라도 가정에서 먹는 음식에 온갖 좋은 재료를 넣어 육수를 진하게 우려내고, 갖은 양념을 다해 반찬을 만들고, 맛있으라고 기름에 튀기고, 아이들이 좋아한다고 치즈를 올려서 굽는 집이 많은데, 과연 그럴 필요가 있을까 하는 생각이다. 촌스러운 생각일지 모르나 아이들이 김치를 잘 안 먹는다는 이유로 모차렐라 치즈를 얹은 김치찌개를 끓인다는 얘기를 듣고 조금 놀란 적이 있다.

요샌 학생들만 해도 최소한 한 끼는 밖에서 먹고, 성인 중엔 야식을 포함 세 끼를 밖에서 먹는 사람도 많다. 이들 음식은 거의 대부분 맛이 진하고 칼로리도 높기 때문에 집에서는 담백하고 칼로리가 낮은 음식 위주로 먹어야 균형이 맞다. 고칼로리에 양념이 과다한 음식을 지속적으로 섭취하다 보면 과잉 영양이 문제가 되는 아토피 환자들은 더 큰 고통을 겪어야 한다. 안정적인 상태를 유지하고 있던 성인 아토피 환자가 이렇게 먹을 경우 국소 부위에 습진 형태로 아토피가 재발할 가능성이 높다.

비록 필자는 현재 치료 중인 아토피 환자의 식단을 매일 검사하고 치료 후에도 식단 가이드라인을 제시하고 있지만 궁극적으로 아토피 환자들이 골고루 먹고 일반인들과 거의 같은 생활을 할 수 있게 되기를 바란다. 당장은 아니어도 피부가 괜찮은 상태로 몇 년이 지나면 친구나 가족들과 치킨도 즐기고, 명확한 알레르기가 있는 경우가 아니라면 가끔은 게나 새우도 먹을 수 있는 날이 오기를 바란다. 실제로 피부가 복구될 때까지 1차 치료를 잘하고, 아토피에 적합한 식이를 하면 위장관 면역이 점점 좋은 방향으로 개선되면서 피부에 문제가 없는 기간이 늘어나기 때문에 때로는 고기를 많이 먹고 밀가루를 반복해서 먹으며 술을 좀 마셔 염증이 생겼더라도 크게 악화되지 않고 금방 복구되는 것이 가능해진다. 양질의 아토피 치료는 집의 기초공사를 새로 하는 것과 비슷해서 아주 심한 아토피 유전자를 갖고 태어난 환자가 아닌 이상 충분히 그런 날이 올 수 있다.

바른 아토피 식이요법

건강기능식품,
제대로 된
세 끼 식사면
충분하다

필자의 주변에서 비타민이든 건강기능식품이든 보충제 하나 이상 먹지 않는 사람은 거의 없는 것 같다. 2013년 국민건강통계에 따르면 우리나라 국민의 44%가 홍삼이나 비타민, 미네랄 등의 식이보충제를 먹고 있는 것으로 나타났다. 다들 먹는데 나만 먹지 않으면 건강에 불리할 것 같은 불안 심리도 한 몫 했을 것이다.

하지만 필자를 포함한 많은 의사와 식품영양학자, 약사들은 세 끼 식사를 제대로 하면 비타민제나 영양제를 별도로 복용할 필요가 없다고 생각한다. 가장 흔한 종합비타민을 예로 들자면, 종합 비타민제에 들어 있는 각종 비타민과 무기질의 양은 대부분 일일 영양 권장량에 해당하는 용량인데, 그 정도는 음식으로도 충분히 섭취할 수 있다. 또 대부분의 비타민이 필요한 만큼만 흡수되고 나머지는 빠져나가기 때문에 굳이 비타민제를 복용할 필요가 없다. 혹 편식을 해서 일시적으로 비타민과 무기질이 부족해지더라도 건강에 바로 문제가 생기는 것은 아니며, 음식으로 보충하면 곧 해결된다. 이들 영양소 또한 음식으로 자연스럽게 섭취하면 몸이 알아서 필요한 만큼 이용하거나 저장하고 나머지는 배출하는데 약물로 섭취하게 되면 과잉 영양으로 작용하여 면역체계가 교란될 가능성이 있다. 천연식품과 화학구조가 같다고 해서 효능과 작용까지 같은 것은 아니며, 몸에 좋다는 항산화 물질도 많이 먹으면 독이 될 수 있다. 2007년 2월 미국의학협회지에는 비타민A, 비타민E, 베타카로틴 등의 합성 비타민 보충제가 수명연장 효과가 없을 뿐더러 사망 위험까지 증가시킨다는 연구 결과가 발표되기도 했다. 비타민제를 오랫동안 복용한 사람들이 오히려 특정 질병에 걸릴 위험이 높을 수 있고, 칼슘보충제 등 일부 제품은 심근경색 등의 위험을 높일 수 있어 복용 자제가 필요하다는 경고까지 나와 있는 실정이다. 물론 그 반대 의견도 있다.

건강기능식품에 들어 있는 첨가물에 대해서도 생각해 봐야 한다. 건강기능식품 속에는 유효성분만 들어 있는 것이 아니다. 방부제, 안정제, 착색제, 코팅제 같은 화학 합성첨가물을 비롯해 유효성분을 추출하는 과정에서 중화제나 추출제, 가공처리용 약제 등 여러 가지 약품이 사용되고 있다. 하지만 가공 단계에서 사용되는 약제는 표시 의무가 없어서 어떠한 약제가 얼마나 사용되는지조차 알 수 없다. 음식을 통한 식품첨가물을 피한다 한들 약이나 건강보조제를 복용하는 이상 그 이상의 화학물질을 섭취하는 셈이 되는 것이다.

아토피 체질이 아닌 보통 사람들은 조미료를 매일 먹든, 건강기능식품에 들어 있는 각종 화학약품을 매일 먹든 겉으로 드러나는 부작용이 별로 없지만 아토피 환자는 다르다. 아토피 환자들은 약간의 독소에도 민감하게 반응할 수 있으며, 과잉 영양이 되면 그것을 이물질로 인식해 배출하려는 반응이 나타날 수도 있다. 나한테 맞지 않는 것이 들어왔으므로 항체를 만들어 쫓아내려는 것이 곧 알레르기 반응이다. 필자를 찾아온 한 여성 환자는 평소 몸이 약하고 피곤해서 보약 대신 다양한 건강기능식품을 먹었다고 한다. 그렇게 몇 년이 지나자 전신에 특이한 형태의 심한 피부염이 발생했다. 각종 화학비료와 농약에 의해 오염된 흙은 한동안 농사를 쉬면서 깨끗하게 해 줘야 다시 농사를 지을 수 있듯이 이 환자의 경우도 오랜 시간에 걸쳐 몸을 깨끗하게 만들어야 문제가 해결되고, 치료가 끝난 뒤에도 그것을 유지해야만 정상 면역으로 돌아온다. 비슷한 예로 매일 고기와 밀가루를 먹어 항체를 축적해 놓고 여기에 건강기능식품까지 추가로 먹으면 좋게 작용할 가능성보다는 과잉 영양으로 작용할 가능성이 높지 않겠는가?

필자는 아토피 환자들은 평소에 필요 없는 약이나 건강기능식품을 먹지 않고 몸을 비워 두는 것이 좋다고 생각한다. 평소에 아무리 잘 관리해도 살다 보면 어쩔 수 없는 상황이 생긴다. 전학을 가서 새로운 환경에 적응해야 할 일도 생기고, 수험생이 되기도 하며, 빡빡한 직장에 들어가 야근을 많이 하게 될 수도 있다. 그때 마다 식단을 관리하고 환경을 최적화하면 완전히 망가지지는 않을 것이지만, 약물 치료가 필요한 시기가 있다. 증상이 심할 때는 약물을 적절히 복용해야 한다. 이런 상황에서 평소 필자의 주장대로 필요 없는 약이나 식품을 먹지 않은 환자와 무언가를 끊임없이 먹어온 환자 둘 중 누가 더 치료가 쉽고 효과가 빠르겠는가? 정답은 모두가 알고 있으리라 생각한다.

비타민이나 항산화제 말고도 단백질이나 지방이 주성분인 건강기능식품이나 생식을 먹기도 하는데 아토피 환자들은 반드시 피해야 한다. 이들 식품은 아토피에 효과가 있지도 않지만 그보다 문제가 되는 것은 피부에 악영향을 줄 수 있다는 점이다. 사고가 생겼을 때 책임은 온전히 환자 자신과 보호자의 몫이다. 아토피는 여러 가지 요인에 의해 생기는 다인자적 질환이기 때문에 특정 식품을 먹거나 특정 화장품을 바르거나 땀만 빼면 나을 거라고 생각하는 것 자체가 난센스이다.

5장

아토피와
성장발달

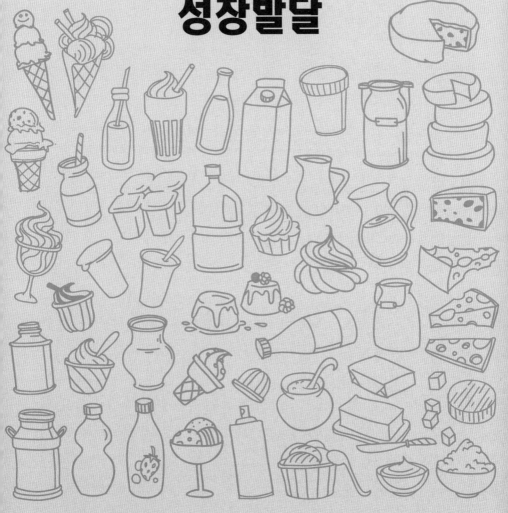

아토피가
소아에게
많은 이유

아토피는 '유아 습진'이라고도 할 만큼 성인보다는 유소아에게서 많이 나타난다. 그 이유는 다음과 같다.

첫째, 위와 장점막이 아직 성숙하지 않아 알레르기를 일으킬 수 있는 항원이 덜 분해되고 더 쉽게 흡수된다.

둘째, 위장관 방어벽을 성숙시키는 역할을 하는 면역글로불린 A(IgA)가 성인에 비해 부족하다.

셋째, 장의 당단백이 성인에 비해 위장관 표면에 덜 코팅되어 있다.

넷째, 장의 연동운동과 소화력이 약해 항원이 덜 분해되고 더 많이 흡수된다.

결론적으로 위와 장이 아직 미숙하여 식품알레르기를 더 많이 일으키기 때문이다. 만 1세 이전에 발생하는 유아기 아토피 피부염은 주로 식품으로 인해 발생하며, 1세 이후의 발생은 집먼지진드기 같은 흡입항원으로 보는 것이 정설이다. 또한 영유아에서 발생하는 알레르기 증상의 약 85%는 음식과 연관이 있다고 본다. 제대로 분해되지 않은 음식물 성분이 위와 장에 흡수되면서 알레르기 반응을 일으켜 구토나 설사 등의 위장관 이상 증상이 발생하고 피부로 퍼져 아토피를 일으키는 것이다. 그렇다 보니 위와 장 기능의 성숙도를 봐 가며 먹거리를 추가해야 한다. 그래서 태어나서 3개월까지는 모유나 분유만 먹이고, 빨라도 만 3개월 이후에 이유식을 시작하며(대개는 만 4개월 이후에 시작함), 돌이 지나야 밥과 반찬을 먹인다.

언젠가 한 할머니가 뭘 줘도 잘 먹는 손자의 모습이 보기 좋아서 갓 돌이 지난 아이에게 짜장면을 먹이고 약간 있던 아토피가 심해져서 온 적이 있다. 물론 발육 상태가 좋고 아토피가 없는 아이에게 어른이 먹는 음식을 조금 준다고 하여 큰 문제가 생기지는 않겠지만 아토피 체질인 아이들은 주의가 필요하다.

위와 장 기능이
성숙해지는
세 살

어린아이들의 위와 장이 항상 미성숙한 상태로 머물러 있는 것은 아니고 자라면서 온전한 면역체계를 갖추게 되는데, 그 시기가 바로 세 살이다. 적어도 세 살은 되어야 위와 장 기능이 대충 완성되기 때문에 나이가 들면서 우유와 달걀로 인한 알레르기가 점점 사라지는 것이다. 그렇다고 해서 모든 사람이 우유와 달걀에 절대적으로 안전해진다는 의미는 아니다. 아토피가 없거나 있더라도 경미한 사람은 앞으로도 우유나 달걀로 인해 아토피나 알레르기가 발생할 가능성이 별로 없다는 뜻일 뿐이다. 중등도 이상의 환자들은 우유나 달걀을 먹고 구토나 설사, 기타 명확한 알레르기 반응이 없더라도 반복해서 먹으면 아토피가 악화될 가능성은 여전하다. 그중 일부는 아토피 여부에 상관없이 성인이 되어서도 우유나 달걀에 알레르기 반응을 보일 수도 있다.

한편 세 살 이후에 새롭게 발생한 알레르기는 잘 없어지지 않으며 알레르기 반응이 센 땅콩, 견과류, 해산물 알레르기는 평생 간다. 즉 한 살 경에 호두에 알레르기 증상을 보였다면 나이가 들면서 겉으로 드러나는 알레르기 증상은 다소 완화될지 모르지만 없어지는 것은 아니란 의미이다. 또 세 살 이후에 처음으로 먹어 본 메밀에 알레르기 증상을 보였다면 역시 나이가 들면서 증상의 강도는 후두부종에서 두드러기 정도로 완화될지 모르지만 지속적으로 알레르기 반응을 일으킬 가능성이 높다.

한편 유아기에 위와 장이 미성숙한 것이 문제가 되어 아토피가 발생했다는 것은 역으로 생각하면 나이가 들면서 성숙해지면 아토피가 나을 수 있다는 말이기도 하다. 아토피 피부염의 85% 이상이 5세 이하의 소아에게서 발생하며, 그중 대부분이 1세 이하의 영아인데, 일반적으로 1세가 넘으면 반 정도가 소실되고(50%) 초등학교에 들어갈 시기가 되면 또 그중 반 정도가 소실된다(25%). 그리고 사춘기가 되면 또 반 정도가 소실되어(12.5%) 결국 성인이 되면 90% 이상 소실된다. 통계적으로 수치가 나와 있는 만큼 현재 아토피로 인해 고생하고 있는 아이를 둔 부모가 있다면 '크면 낫겠지' 하는 희망을 가져도 좋다.

하지만 1세가 되어도 낫지 않고 초등학교에 들어가도 여전하며 사춘기가 되어도 그대로인 아토피 환자들은 성장하는 내내 지속적으로 피부염을 앓다 보니 염증도 심하지만 흉터가 심하여 피부에 태선화*와 색소침착이 있다. 이들은 심리적으로 매우 위축된 양상을 보이는 경향이 강하므로 사춘기 이전에는 꼭 양질의 치료를 받기를 당부한다. 실제로 어릴 때부터 사춘기 이후까지 쭉 아토피를 앓아온 환자들의 상태는 매우 고질적이다. 그 외에도 어릴 때는 없다가 성인이 되어 처음 아토피가 발생하는 경우도 있고, 소아기 이후 없어졌다가 성인이 되어 재발하는 경우도 있으니 꾸준한 관리와 치료가 필요하다.

---

*장기간에 걸쳐 긁거나 비벼서 피부가 가죽처럼 두꺼워진 상태

아토피는
먹거리가
바뀔 때
많이 발생한다

임상적으로 아토피가 태어나면서부터 계속 있는 게 아니라면 먹거리가 바뀔 때 발생하거나 재발하는 경우가 많다. 이유식을 하거나 돌 이후 밥과 반찬을 먹게 되면서 생기는 경우도 있고, 세 살 이후 어린이집에 가거나 초등학교에 입학하여 급식을 하면서 생기는 경우도 있다. 따라서 소아 환자가 아토피로 내원하는 경우에는 급식 식단표를 보고 최소한의 통제를 해야 하며, 초등학교 이전 어린이집이나 유치원에서는 잡곡밥이 아닌 쌀밥을 주식으로 제공하는 배려가 필요하다.

성인의 경우엔 대학이나 직장에 들어가면서 타지에서 자취생활을 하거나 바깥 음식을 많이 먹는 경우에 발발하거나 재발한다. 아토피가 원래 있던 환자 중 대학에 입학하면서 스트레스가 줄고

바른 아토피 식이요법

생활이 편해지면서 완화되는 경향도 있지만 대학 입학 후 없던 아토피가 생기거나 어렸을 때 있었던 아토피가 재발하는 사람도 많다. 그만큼 먹거리가 중요하다는 의미이다. 물론 스트레스나 수면 부족 등 다른 원인도 있겠지만 앞에서 기술하였듯이 가장 쉽게 통제할 수 있는 것이 식단이므로 최소한 집밥 위주로만 먹어도 증상이 많이 완화된다. 근본적인 원인을 찾으려 하지 않고 체질 개선에 효과가 있다는 식품이나 보조제를 섭취하는 것, 과일이나 채소를 갈아 먹는 것 등은 아무 의미가 없음을 명심해야 한다.

원래는 없다가 성인이 된 뒤 처음 아토피가 생긴 환자들은 어릴 때 아토피를 치료하고 관리해 본 경험이 없기 때문에 종종 문제를 일으키기도 한다. 아토피는 얼굴부터 시작되는 경우가 많은데, 자기 스스로 아토피 체질임을 자각하지 못하고 약물에 대한 지식도 없기 때문에 일시적으로 효과가 나타나는 스테로이드 연고를 지속적으로 쓰거나 레이저 시술을 받는 등의 실수를 범한다. 부모 또한 아토피 아이를 키운 경험이 없기 때문에 잘못된 치료와 관리를 하는 경우가 많다. 이 경우에는 아토피가 심하지 않음에도 불구하고 피부가 많이 손상된 상태이기 때문에 치료 기간이 오래 걸릴 수 있다. 실제로 10년 전과 비교해 볼 때 단순 아토피보다 스테로이드 부작용을 겸한 환자들이 많이 찾아오고 있다.

한국인의
장은
전분소화형

한국인들은 신석기시대 이후로 농경생활을 하여 각종 곡물을 주식으로 섭취하면서 진화해 왔기 때문에 곡물과 감자를 섭취하는 데 알맞은 전분소화형 장을 가지고 있으며, 서구인에 비해 단백질의 소화력이 떨어지는 편이다. 그러다가 1980년대 이후에 우유, 달걀 등 단백질 식품 섭취가 급속히 증가하면서 알레르기비염, 아토피 피부염을 앓는 환자가 많이 증가하였는데, 필자는 이 진화가 계속 진행 중이라 보고 있다.

결국 아토피 체질인 사람들은 이런 서구형 식생활에 순조롭게 적응하지 못하였거나 다소 진화가 늦은 셈이다. 후손들은 또 어떻게 변화할지 모르지만 현재 아토피를 앓고 있는 환자들은 진화가 늦었다는 것을 인정하고 과거의 생활방식, 즉 쌀밥과 반찬을

바른 아토피 식이요법

곁들여 먹는 식생활을 고수할 필요가 있다. 요즘 기준에 의하면 영양가가 부족하겠지만 기아가 만연한 나라의 사람들에게는 아토피도 없고 여드름도 없다. 여드름에 대해서도 예전에는 식생활은 별로 상관이 없다는 주장이 대세였지만 최근에는 특정 식품이 여드름을 악화시킬 수 있다는 주장에 점점 힘이 실리고 있다. 여기에서도 'What you eat is what you are.', 즉 '당신이 먹은 것이 곧 당신이다'라는 말이 적용된다.

이런 유전자의 차이로 서양에서 나온 아토피나 알레르기 관련 논문에는 돼지고기나 닭고기에 관한 얘기가 별로 없거나 중요하게 다뤄지지 않고, 우유나 달걀, 땅콩, 생선 및 감귤류에 관한 알레르기는 많이 거론되고 있다. 반면 한국에서 나온 논문에는 이것 외에도 닭고기와 돼지고기에 관한 얘기가 빠지지 않으며, 임상에서 환자가 주관적으로 느끼는 악화 음식으로도 닭고기와 돼지고기 그리고 밀가루를 가장 많이 지목하고 있다. 실제로 필자가 2003년 외래 환자들을 대상으로 실시한 설문조사 결과만 보아도 환자들은 섭취 후 두드러기나 아토피가 심해지는 음식으로 닭고기, 밀가루, 돼지고기, 우유를 순서대로 꼽았다. 육류와 우유처럼 동물성 단백질이 식품알레르기를 잘 일으키는 것은 사실이지만 앞서 기술하였듯이 기름에 튀긴 치킨이나 농약을 뿌려 재배한 수입 밀가루도 알레르기에 일조한다고 본다.

현재 아토피를 앓고 있는 환자들은 일정 수준 이상 안정될 때까지는 모든 종류의 육류 섭취를 제한하여야 한다. 또 동양인의 약 40% 정도가 유제품 섭취 후 소화장애를 일으킬 만큼 선천적으로 유당을 분해하는 소화효소가 부족하므로 우유나 치즈, 버터 등의 유제품도 제한하여야 한다.* 특히 두세 살 정도의 어린 아이들은 소장 내 유당분해효소인 락타아제(lactase)가 적어 우유 같은 유제품을 쉽게 소화할 수 없으므로 과다 섭취하지 않도록 주의해야 한다.

---

*유당과민증은 우유알레르기와는 다른 작용기전으로 일어나기 때문에 식품알레르기로 취급하지는 않지만 실제로는 증상은 비슷하고, 유당이 분해되지 않아 장에 염증이 생기면 결국 항원의 투과성을 높여 알레르기 반응을 항진시키기 때문에 거론한다.

6장

아토피,
몸의 기초공사를
새로 하라

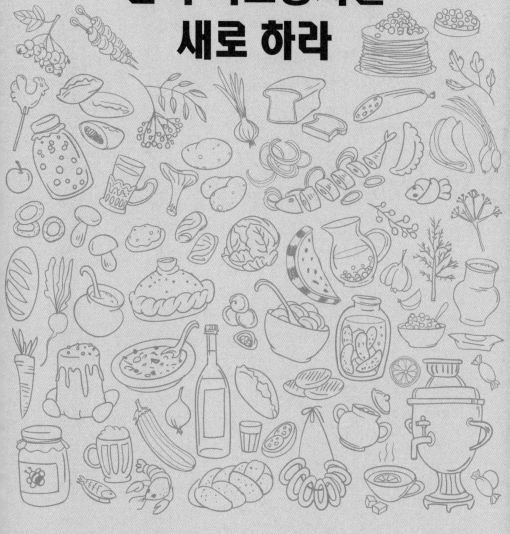

좋다는 건
다 해 봤다,
그런데 왜?

아토피 환자는 모두 사연 하나씩은 갖고 있다. 최소한 병원을 세 군데 이상 거쳤고, 병원 치료를 제외하고도 유산균이나 클로렐라, 생식, 당영양소 등 건강기능식품을 먹어 본 것은 기본이며, 매일 현미밥과 채소만 먹으며 버섯 달인 물을 마시고, 좋다고 하는 화장품, 목초액, 연수기, 이온수기, 육각수는 다 써 보거나 먹어 보았다. 땀을 빼기 위해 매일 사우나를 하거나 운동을 하고, 심지어 요즘은 유행이 아니어서 그러지 않지만 20년 전에는 옥이 좋다는 말에 옥매트를 구입했으며, 안마의자가 좋다는 말에 안마의자까지 샀다는 환자도 있었다.

이들 환자들에게서 많이 듣는 한탄은 다음과 같다.

"치료는 그때뿐이더라고요."

"검사를 했는데 아무것도 나오지 않았어요."

"원래 처음에는 명현반응이 나타난다고 했어요."

"매일 사우나를 하고 운동을 하니 너무 힘들어요."

"좋다는 건 다 해 봤어요. 그런데 저는 안 되나 봐요."

여기서 일일이 문제점을 지적할 생각은 없다. 하지만 이 책을 꼼꼼히 읽은 독자라면 위의 시도들이 이치에 맞지 않을 뿐더러 도움이 되더라도 아주 미미할 뿐이라는 걸 알 것이다. 더 이상 '여기서는 이렇게 말하고 저기서는 저렇게 말하고, 그런데 누구 말이 맞는지…….' 하는 불안하고 자신 없는 생각은 하지 않기를 바란다.

필자는 진심으로 아토피 환자들이 겪는 고통과 경제적 부담, 심리적 우울감을 깊이 이해하고 측은해 하지만, 지피지기면 백전백승이니 실패요인에 대하여 냉정히 평가할 필요가 있다. 왜 하필 효과가 없거나 해로울 수 있는 방법들을 선택하고 수많은 노력과 시도에도 불구하고 아토피 치료에 성공하지 못하는가? 필자는 이에 대하여 아토피를 수십 년 앓으면서도 아토피 환자와 보호자들이 아토피의 개념을 잘못 정립하고 있었던 탓이 크다고 생각한다.

아토피는 유전, 식생활, 환경, 스트레스, 질병 등 다양한 요인들에 영향을 받는 '다인자적 질환'임이 가장 큰 특징인데, 뭐 좋은 거 하나만 먹어서 또는 좋은 거 하나만 발라서 해결하려고 한 게 가장 큰 실패 요인이다. 그리고 필요하면 약물 치료를 해야 하는

바른 아토피 식이요법

데 약물에 관해 잘못된 개념을 가지고 있거나 약물과 관리를 동등한 지위로 생각하는 경향이 크다. 약물에 너무 의존해서도 안 되지만 약물 치료가 필요한 상황에서 이것을 등한시하고 스스로 낫는 것을 고집한다면 인생의 상당 기간을 아토피 치료에 허비하고 인생의 다른 많은 기회를 박탈당할 수가 있다.

필자는 객관적으로 적절한 관리와 적절한 치료를 합해서 1년 중 300일 이상 아무 문제없이 생활할 수 있어야 성공적인 아토피 관리와 치료로 평가해야 한다고 본다. 물론 그 이상 예후가 좋을 수도 있다. 실제로 치료 후 수년간 아무 일 없이 지내는 아토피 환자도 많으며, 치료를 통해 아토피에서 벗어나는 환자도 있다.

아토피 치료,
몸의
기초공사를
새로 하라

필자에게 오는 환자들은 대부분 수많은 실패를 겪은, 하지만 좋다는 건 죄다 해 본 환자들이다. 매일 반신욕을 하고 있고, 온갖 한약을 먹어 보았으며, 스테로이드를 쓰다가 지금은 항히스타민제 정도로 타협한 뒤 매일 복용하고, 여러 가지 건강기능식품을 먹어 보았고, 척추를 교정하면 좋다는 말에 교정도 해 보고, 현미가 좋다 하여 매일 현미밥을 먹고 있다. 악성 아토피를 해결하기가 얼마나 어려운지를 잘 보여주는 예이다. 어떤 환자들은 그나마도 이런 방법으로 가려움은 많이 사라졌다고 하는데, 실제로는 더 문제가 꼬여 있다. 이런 환자의 경우 차라리 아무것도 하지 않고 약간의 스테로이드만 쓰고 온 환자에 비해 치료가 매우 더디다. 워낙 자연스럽지 못한 방법을 여러 가지 그리고 오랫동안 써 온 바람에

바른 아토피 식이요법

면역체계가 더 교란되어 있기 때문이다.

요즘은 누구나 운동과 다이어트를 하고 있고, 또 해야 한다고 믿고 있지만 당뇨나 고혈압 같은 생활습관병도 없고 체중도 정상이거나 저체중인 사람이 날마다 한 시간씩 달리고, 매일 땀을 빼고, 시중에서 구하기 어려운 특수한 물을 구해 먹고, 수년간 종류를 바꿔가며 알로에, 유산균, 노니, 클로렐라, 당영양소 등의 건강기능식품을 복용하고, 매일 현미밥을 먹는 게 과연 자연스러운 행동일까? 필자는 그렇지 않다고 생각한다. 워낙 여기저기서 운동을 강조하고 현미밥을 먹으라고 하니 그 정도는 좋지 싶어서 해 볼 수 있겠다 싶고 이해도 되지만(바람직하다는 뜻은 아니다), 가벼운 샤워도 아니고 매일 땀을 빼고 매일 반신욕을 하는 것은 무척 힘든 일이다. 그렇게 땀을 빼면 직장생활이나 학업은 무슨 기운으로 할 수 있겠는가? 오죽하면 그럴까 싶은 마음도 들지만 인생을 아토피 치료에만 허비할 수는 없지 않은가?

임상적으로도 이런 방법으로 치료와 관리를 한 환자들은 단순히 붉고 가려운 증상만 있는 게 아니라 밤에 잠을 자려고 하면 온몸이 저려서 자는 시간이 깨어 있는 시간보다 더 불편하다거나 분명 식은땀을 흘리지 않은 것 같은데 일어나 보면 이불이 땀으로 젖어 있다든가 하는 아토피와 직접적인 연관이 없는 낯선 증상들까지 나타나는 경우가 많다. 또 증상이 호전되고 악화될 때의 변동 폭이 매우 심해 일주일마다 피부가 뒤집어지는 극단적인 패턴이 나타나기도 한다. 이런 환자들은 평범한 아토피 수준으로 만드는

데만도 꽤 오랜 시간이 걸린다.

아토피 환자들은 선천적으로 면역체계가 보통 사람들에 비해 매우 과민한데다가 후천적으로 치료와 관리를 잘못하여 더 문제가 심각해진 경우도 많다. 그러므로 잘못 지은 집의 일부를 허물어내고 전기와 수도공사를 새로 하고 벽을 새로 세우는 심정으로 면역체계를 복구해야 한다. 각종 과잉 영양소로 노폐물이 쌓인 위장관 면역을 새로 세팅하고 손상된 피부장벽을 복구시켜 현재의 피부 증상을 치료하고 나아가 전신의 면역체계를 좋은 방향으로 개선하여 재발률을 줄이는 것, 이것이 올바른 치료와 올바른 식이요법이 필요한 이유이다.

바른 아토피 식이요법

아토피 치료는
마일리지를
쌓는 것

여러 번 강조한 대로, 아토피는 다인자적 질환인 만큼 음식, 환경, 보습 등 모든 측면에서 관리가 필요하다. 다만 증상의 경중에 따라 음식에 넣는 양념까지 철저히 관리해야 하는 환자가 있는가 하면 로션을 바르거나 방에 젖은 빨래만 널어 두는 것으로도 충분한 가벼운 환자가 있을 뿐이다.

그런데 임상에 있다 보면 한 가지에 희망을 걸고 모든 걸 쏟아 붓는 경우를 종종 볼 수 있다. 특별한 성분이 들어 있다는 화장품을 바르고 피부염이 심해져 스테로이드 치료를 받던 환자가 찾아온 적이 있는데, 실제로 이런 경우는 매우 많다. 지푸라기라도 잡고 싶은 심정은 이해하지만 다인자적 질환인 아토피를 화장품 한 가지를 바르는 것으로 나을 것이라고 믿는 것 자체가 의아하지 않은가?

    필자가 강조하는 식이요법도 마찬가지이다. 아토피는 식이요법과 그로 인한 위장관 면역의 개선이 매우 중요하고 여러 인자들 중에서도 큰 비중을 차지하고 있다. 하지만 식이요법에만 충실해서는 절대 나아지지 않는다. 해야 할 치료를 소홀히 하거나 몸이 피로한 상태에서 좋아지기를 기대할 수 없는 질환이 아토피이다.

    이 방법을 써서 효과가 없으면 금세 다른 방법으로 옮겨 가는 것도 문제이다. 이런 현상은 주로 목표 지향적인 성향이 강한 남성에게서 두드러지는데, 적절하지 못한 방법이라는 판단이 섰을 때 재빨리 다른 방법을 찾는 게 반드시 나쁘다고 할 수는 없다. 하지만 필자가 판단하기에는 현재 증상이 매우 심해서 최소 6개월에서 1년이든 2년이든 꾸준히 아토피에 좋은 방향으로 마일리지를 쌓아야 성과가 나타날 것 같은데, 조금의 기복도 참지 못하고 쉽게 포기하는 환자들이 많다. 10년 이상 앓아왔거나 면역억제제를 쓸 만큼 쓴 아토피가 금방 개선되고 결과가 나오겠는가? 암 치료만 해도 1차적으로 수술을 거친 뒤 2차로 항암화학요법, 방사선요법 등의 치료를 하고 평소 생활을 관리해야 결과가 나오지 않는가?

    의학은 과학에 속하는 학문이다. 하지만 사람의 몸은 수치화할 수 없는 부분이 많아서 인문학에 가까운 과학이라고 할 수 있다. 우리 몸은 1을 투입하면 반드시 1이 나오지 않을 뿐더러 0.8도 꾸준히 나오지 않는다. 최소 0.6이라도 꾸준히 나오게 하는 것이 좋은 의사라고 할 수 있다. 특정 치료법에는 명과 암이 동시에 존재하는 만큼 그중 가장 안전하면서도 효과가 빠른 해결책을 제시해 주는 것이 의사의 본분이 아닐까? 특히 아토피는 그 점이 더욱 두드러지는 질환이다. 필자가 혹시 나중에는 환자 개개인마다 식품 50%, 환경 20%, 화장품 10%, 스트레스 20% 이런 식으로 영향을 주는 비율까지 진단해 줄 수 있게 될지는 모르겠지만 이런 걸 모르더라도 무조건 아토피에 좋은 쪽으로 마일리지를 쌓는 것이 아토피 치료의 왕도이다.

환자 개개인에게 맞는 최적의 온도와 습도를 세팅하고, 적절히 보습을 하며, 위장관 면역이 좋아질 수 있도록 꾸준히 식이요법을 하고, 스트레스 받지 않으며 좋은 컨디션을 유지하는 것, 이것이 아토피 치료를 위한 양성 마일리지를 쌓는 최고의 방법이다. 반대로 매일 채소를 갈아 먹고 밤샘을 하며 장거리를 출타하는 생활을 하는 것은 아토피에 도움이 되지 않는 악성 마일리지를 쌓는 일이 된다.

의학적으로 알레르기 체질은 면역글로불린 E(IgE)를 잘 만드는 체질로 정의할 수 있다. IgE는 원래 생체로부터 기생충을 제거하기 위해 만들어진 항체였다는 가설이 있다. 구석기시대에 불을 발견하기 전까지 인류는 날것을 먹을 수밖에 없었다. 그때는 기생충이 훨씬 많았을 것이고, 이 IgE를 잘 만드는 체질의 사람들은 그렇지 않은 사람에 비해 우성 체질이었던 셈이니 다분히 적자생존에 의해 자손을 많이 퍼뜨릴 수 있었을 것이다. 그런데 구충제가 발달하면서 IgE는 별로 쓸모가 없어진 대신 음식이나 꽃가루 등과 반응해서 알레르기를 일으키기 시작했다. IgE는 주로 위와 장, 기관지점막에서 많이 만들어진다. 그래서 알레르기 체질인 사람들은 위와 장, 기관지에 염증이 생기는데, 이것이 피부로 퍼지면 아토피나 습진, 두드러기 등의 피부질환이 되고, 호흡기로 퍼지면 알레르기 비염이나 천식이 되며, 장에 남아 있으면 과민성대장증후군 등이 되는 것이다.

혈액검사를 해 보면 아토피 환자의 약 80% 정도에서 IgE 수치가 증가되어 있는 것을 확인할 수 있다.* 하지만 이 수치가 정상이라 할지라도 임상적으로 아토피가 나타날 수 있고 이 수치가 높다고 하여 실제 아토피 증상이 심하다고 평가할 수는 없지만, 대체로 아토피의 상태, 항원의 수와 감작 정도, 항원에 노출된 기간과 비례하는 편이다. 즉 IgE 수치가 높으면 달걀, 콩, 집먼지진드기, 자작나무 등 여러 가지에 알레르기 증상을 보이고, 이는 곧 알레르기 증상을 앓은 지 오래되었다는 의미이다.

그런데 이 수치는 영구적인 것이 아니라 변할 수 있다. 방금 치료를 끝내고 아토피 증상이 거의 없어졌다고 해서 뚝 떨어지지는 않지만 장기간 계획을 세워 양성 마일리지를 쌓아 면역 상태를 개선하면 이 수치가 떨어지고, 심한 아토피 체질에서 경미한 아토피 체질로 변할 수 있다는 의미이다.

백혈구 등 인체 면역세포의 70%는 장에 존재하고, 역사적으로 장관의 상피조직은 기생충의 소굴이었다. 따라서 환자들마다

---

*보통 혈중 IgE가 100 미만이면 정상, 100~200이면 경계 영역, 200 이상이면 높다고 판단하며, 500이나 1,000인 경우도 볼 수 있다. 필자는 10,000 정도인 환자도 본 적이 있다.

바른 아토피 식이요법

개인차는 있지만, 아토피에 영향을 미치는 요인 가운데 가장 중요한 것은 먹거리라고 할 수 있다. 섭취한 음식물은 3~5일 동안 위와 장에 머무르면서 장점막 면역에 영향을 주고 다양한 조직과 장기에 알레르기 증상을 일으킬 수 있기 때문에 어떤 음식을 먹느냐가 매우 중요하다. 그렇기 때문에 올바른 식이요법을 실천하면 아토피 치료에 많은 도움이 된다. 실제로 알레르기를 유발하는 음식을 장기간 섭취하지 않으면 알레르기 검사에서 처음엔 양성으로 나왔던 음식이 음성으로 나오기도 하며, 증상 자체도 경감되어 그 식품을 아무 문제없이 먹을 수 있게 되기도 한다.

아토피를 심층적으로 연구하고 진료하는 의사들은 식이요법을 치료에 적용하기도 하고 결과를 논문으로도 발표하기도 한다. 하지만 현실적으로 임상에서 의사들이 식이요법을 교육하고 적용하기에는 여러 가지 어려움이 따른다. 그래서 환자들이 올바른 식이요법을 실천하려고 해도 시중에 양질의 정보가 없는 편이다. 서적이나 기사를 통해서 쏟아지는 정보들이 채식을 하라, 발효식품을 많이 먹어라, 제철 음식을 섭취하라 등 아토피 환자를 위한 식이요법이 아닌 보통 사람의 건강을 위한 수준이면 곤란하다. 그렇다고 해서 정말 아토피 환자를 위한다는 명목으로 우유, 달걀, 고기는 알레르기를 잘 일으키니 먹지 마라 하는 수준이어서도 안 된다. 환자들이 이를 입체적으로 해석하지 못해 아이에게 야채죽만 먹인다든지, 과일주스만 먹인다든지 하는 사고가 발생할 수 있기 때문이다.

글을 마치며

또한 의사가 아닌 사람들이 아토피 전문가인 양 정보를 전달하고 교육하는 것도 문제라고 생각한다. 다른 질환도 그렇지만 아토피는 학술적 이론과 실제 임상에 차이가 많다. 매뉴얼대로 치료해도 성과가 별로 없을 때도 있고, 선천적으로든 후천적으로든 너무 체질이 특이해서 예상치 못한 이상반응이 자주 일어날 수도 있다. 야구로 생각하면 불규칙 바운드가 수시로 발생하는 셈이다. 상황이 이런데도 본인이 아는 한 줄의 지식을 불변의 진리인 양 설파하는 것은 옳지 않다.

이 책 『바른 아토피 식이요법』은 20여 년에 걸친 필자의 임상 경험과 노하우가 축적된 것으로, 아토피 식이요법에 대해 되도록 체계적이고 다각도로 전달하고자 애썼다. 어려운 학술적 용어는 가능한 배제하고 현실적인 용어들을 쓰려고 노력하였다. 이 책을 통해 많은 아토피 환자들이 종합적으로 사고하고 판단하여 아토피라는 질환을 올바르게 이해할 수 있기를 바라며, 아토피는 결국엔 치료되고 스스로 면역을 조절함으로써 상당 수준까지 예방이 가능하다는 믿음을 갖게 되는 계기가 되길 바란다.

식이요법이 필요한 피부 질환과 증상

이 책 『바른 아토피 식이요법』은 아토피, 각종 습진, 두드러기, 피부묘기증, 스테로이드 부작용, 결절성 양진 등 모든 가려움을 유발하는 피부질환에 적용될 수 있다.

아토피

아토피는 유전적 소인을 갖는 만성 재발성 피부염으로 피부가 만성적으로 건조하고 소양감이 심하며 각종 자극에 의해 쉽게 피부염이 유발되는 특징이 있다. 주로 유전적인 소인과 환경적인 요인, 면역학적 반응 및 피부보호막의 이상 등이 주요 원인으로 추측되는데, 다음 표를 기준으로 주증상 3가지 중 3개 이상, 부증상 23개 중 3개 이상이면 아토피로 진단한다.

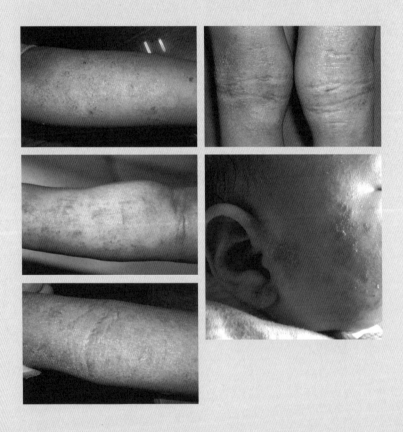

바른 아토피 식이요법

아토피 진단 기준

주증상	부증상
– 가려움이 있음	– 피부가 건조함
– 특징적인 발진 모양 및	– 어린선(ichthyosis, 비늘증)이 있거나 손금이
관절 접히는 부위나	진하게 보임
얼굴 등 부위에 자주	– 알레르기 반응 중 제1형 과민반응(즉시형
나타남	과민반응, 아나필락시스)이 자주 일어남
– 만성적이고 호전과	– 혈액 검사 결과 IgE가 높아진 상태
악화를 반복하는 경과를	– 어렸을 때 발생
취함	– 세균, 곰팡이, 바이러스 등 피부 감염이 잘됨
– 아토피의 개인력이나	– 손발 습진
가족력이 있음	– 유두 습진
	– 구순염
	– 결막염
	– 눈 아래 주름이 깊음
	– 원추각막
	– 백내장
	– 다크서클
	– 안면이 창백하거나 피부염이 있음
	– 마른버짐(백색 비강진)
	– 목주름이 깊음
	– 땀이 나면 가려움
	– 양털이나 기름에 과민반응을 보임
	– 모공각화증(닭살)
	– 음식에 대한 과민반응
	– 환경이나 감정에 의해 악화
	– 백색피부묘기증(긁으면 피부가 하얗게 변함)

습진

습진은 내인성 혹은 외인성 인자에 의해 발생되는 염증성 피부 반응으로 소양감이 주증상이며 그 외에도 홍반, 구진, 수포(물집), 농포, 가피, 인설, 균열, 비후 등 다양한 증상들이 나타난다. 일반적으로 피부염(dermatitis)과 습진은 동의어로 혼용되고 있으며 아토피도 습진의 일종이다.

습진의 분류

외인성 습진	내인성 습진	원인 미상의 습진
원발성 자극피부염	습진성 약진	아토피피부염
알레르기성 접촉피부염	백선진	지루성피부염
광알레르기성 피부염	자가감작 또는	화폐상습진
습진성 다형광발진	자가습진성 피부염	신경피부염
감염 피부염	울체 피부염	한포진
		백색 비강진
		건성 습진

화폐상 습진

동전 모양의 습진으로 습진 중에서도 가장 가렵고 만성적인 경과를 보인다. 아토피, 세균감염, 금속알레르기, 유전, 곤충에 물림

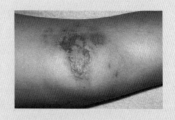

바른 아토피 식이요법

등이 원인이며 건조한 피부와 스트레스와도 관련이 있다. 음주를 하는 사람에게서 심하게 나타나며 장기간 목욕, 자극 또는 의복도 증상을 악화시킨다. 진물과 부종을 동반하며 호전과 악화를 반복한다. 크기는 직경 0.5cm에서 10cm까지 다양한데 대부분은 2~4cm 정도이다. 한두 개가 생길 수도 있지만 몸 전체에 크고 작은 병변이 수십 개씩 생기기도 하며 손등이나 팔다리, 유방, 유두에 많이 발생한다.

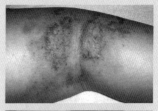

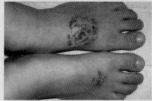

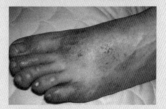

한포진

땀샘이 많은 손바닥과 발바닥에 물집 모양으로 발생하는 습진이다. 땀샘과 연관된 습진이라 다한증과도 관련이 있으며, 50%는 알레르기 체질이다. 한포진의 증상은 물집, 박탈, 가려움, 갈라짐, 진물 등이다. 물집은 한 개보다는 여러 개가 무리지어 생기고, 작은 물집들이 합쳐져서 큰 물집을 형성

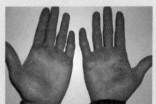

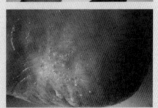

하기도 한다. 주로 손가락 사이에 생기며, 손톱 주변에 오랫동안 지속되면 손톱이 변형될 수도 있다. 가려움은 아주 심한 경우도 있고 전혀 없는 경우도 있다. 물집이 가라앉으면 각질이 일어나고 갈라져서 아프며 심하면 열감이 동반된다.

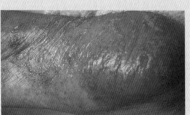

접촉성 피부염

어떤 물질과의 접촉에 의해 발생하는 피부염이다. 흔히 세제나 기저귀, 금속, 고무, 화장품, 옻나무 등으로 인해 발생할 수 있고 주증상은 가려움과 홍반이다. 염증의 원인에 따라 자극성(원발성) 접촉피부염과 알레르기성 접촉피부염으로 나뉜다. 분류에 따른 원인 물질은 다음과 같다.

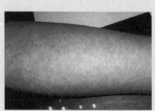

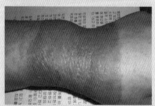

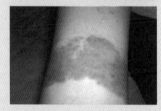

바른 아토피 식이요법

접촉성 피부염의 분류별 원인 물질

자극성 접촉성 피부염	알레르기성 접촉성 피부염
알칼리: 비누, 세척제, 표백제, 양잿물 등	**식물**: 옻나무, 은행나무 열매, 국화과 식물 등
산: 염산, 초산, 페놀, 불산, 유산 등	**금속류**: 니켈, 크롬, 수은
기타: 최루탄 가스, 고춧가루, 기름, 솔벤트(solvent), 물 등	**화장품**: 기제(베이스), 방부제, 산화방지제, 향료
	고무 제품: 고무 자체보다는 제조 시 사용되는 화학물질
	가죽 제품: 가공 시 사용되는 화학물질과 접착제
	피부 연고: 기제(베이스), 방부제, 약제 자체
	기타: 플라스틱 제품, 의류, 직업적으로 접할 수 있는 물질

지루성 피부염

인설(각질)을 동반한 울긋불긋한 피부염이 피지 분비가 많은 부위에 발생하는 만성 습진이다. 두피와 얼굴, 특히 T존 부

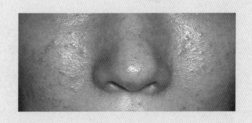

위인 눈썹, 코, 입술 주위에 많고 귀와 겨드랑이, 가슴, 사타구니 등에 많이 나타난다. 건성보다는 지성 피부인 사람에게, 여성보다는 남성에게 더 많이 나타난다.

주부 습진

결혼 후 아이를 낳은 여성에게서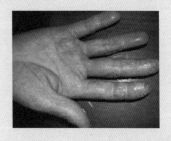
흔히 발생하는 손의 습진이다. 장기간
물과 세제에 접촉함으로 인해 발생하
는데, 아토피 소인이 있는 사람에게서
더욱 잘 나타난다. 손에 붉은 반점이
나 비늘을 동반한 습진이 나타나며 갈라진 틈새를 관찰할 수 있
다. 손가락이 손바닥보다 심한 경우가 많으며, 때에 따라서는 부
어오르거나 잔 물집이나 진물이 동반되기도 한다. 예방을 위해서
는 물이나 세제에 직접 닿지 않도록 면장갑 위에 고무장갑을 끼는
것이 좋으며 물일을 몰아서 하는 것이 도움이 된다.

건성 습진

팔, 다리처럼 피지선이 비교적 적게 분포되어 있는 부위에 미
세한 각질이 일어나면서 피부가 매우 건조하고 가려운 증상이다.
가을이나 겨울처럼 실내 환경이 건조하거나 물리적 요인에 의해 피
부장벽이 손상되어 발생하며, 중년 이상의 연령대에서 많이 나타난
다. 건조한 공기가 피부각질의 수분을 빼앗고 낮은 기온이 피부의
지방샘과 땀샘을 위축시키기 때문이다. 각질 중에 유분이 부족해
도 피부에 균열이 일어나거나 가려움증으로 인해 표피가 벗겨질 수
있다.

바른 아토피 식이요법

결절성 양진

심한 가려움을 동반한 결절을 특징으로 하는 피부질환이다. 보통 피부에 1~3cm 크기의 중심부가 패인 딱딱한 발진이 여러 개 돋는데, 시간이 지날수록 사마귀 모양이 되고, 새로운 결절이 생겨도 기존에 있던 결절은 사라지지 않아 거뭇한 흉터를 남긴다. 참기 힘들 정도로 가려움증이 심해 피가 나거나 흉터가 발생할 정도로 긁어야 해

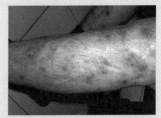
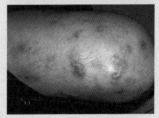

소될 만큼 고통스럽다. 다른 피부병과 마찬가지로 원인은 확실치 않으나 정신적 스트레스와 중년 여성에게서 잘 발생하기 때문에 여성호르몬 농도와 관련이 있는 것으로 추정되며, 팔과 다리에 주로 발생하지만 얼굴이나 목, 몸통 부위에 발생할 수도 있다.

유두 습진

여성의 유두와 유방에 생기는 화폐상 습진의 일종으로, 사춘기 이후의 성인 여성에게 주로 나타난다. 주요 증상은 유륜이나 유륜 가까운 쪽의 피부가 벗겨지고 가렵다가 진물이 나면서 동그란 판을 형성하고 가려움을 동반하는 것이다. 유두와 유방 조직은 피하지방과 임파, 혈관이 매우 발달한 부위로, 다른 피부조직과 달

리 피부층이 연약하고 민감하기 때문에 유두에 습진이 발생하면 치료가 더디고 재발 가능성도 높다. 만성화되면 유두가 변형되거나 유륜의 착색이 심해지므로 조기에 치료해야 한다.

외음부 습진

접촉성 피부염의 일종으로 발병 당시 생리혈이나 생리대와 같은 외부 접촉 물질로 인해 알레르기 반응이 일어나고 이것이 제대로 회복되지 않으면서 만성화되어 가렵고 부종, 발진, 각질 등의 증상이 반복된다. 평소 알칼리성이 강한 비누로 외음부를 씻으면 외음부 피부가 과도하게 건조해지면서 가려움증이 올 수 있으므로 지나치게 뜨거운 물로 씻거나 비누를 이용하는 것은 좋지 않다. 생리 중에는 더욱 위생에 신경 쓰고, 통풍이 잘되는 면 소재의 속옷을 입는 것이 좋다.

두드러기

두드러기는 전 인구의 15~20%가 한 번쯤은 경험해 봤을 만큼 흔한 질환으로, 피부가 빨갛게 부풀어 오르는 팽진과 가려움이 특징이다. 가장 일반적인 두드러기는 특정 음식을 먹거나 약물을 복용한 뒤 피부 여기저기가 부풀어 오르는 것이다. 그 외에도 장시간 압박을 받은 뒤에 발생하는 압박두드러기, 열이 닿은 부위에 발

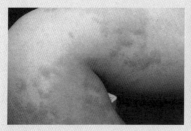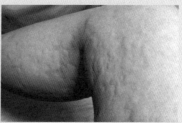

생하는 열두드러기, 찬물이나 얼음, 찬바람에 노출 후 발생하는 한랭두드러기, 물에 닿은 후 발생하는 수성두드러기, 햇빛으로 인한 일광두드러기, 체온이 상승하면서 발생하는 콜린성두드러기, 곤충으로 인한 구진상두드러기 등 다양한 요인에 의한 두드러기가 있다. 하지만 대부분의 두드러기는 원인을 찾을 수 없는 경우가 많아 만성 특발성 두드러기라고 한다.

피부묘기증

피부에 어느 정도 이상의 압력을 주어 긁거나 눌렀을 때 그 부위가 붉게 부어오르면서 가려운 증상을 동반하는 두드러기의 일종이다. 피부에 글씨가 써진다고 해서 피부묘기증이라고 불리는데 우리나라 인구의 약 5% 정도에서 발생한다. 피부묘기증의 원인은 정확하게 밝혀진 바 없으며 과민성 체질로 인한 특이증상으로 여겨지고 있다. 단순히 피부의 부종과 발적만 나타났다가 쉽게 가라앉는 단순피부묘기증과 발진 부위가 넓고 심한 가려움을 동반하는 증상성피부묘기증으로 나뉜다.

스테로이드 부작용

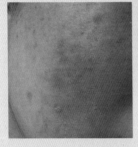 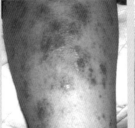 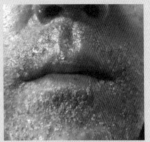

스테로이드의 장기간 사용으로 인해 피부장벽이 손상되어 피부가 얇아지고 염증이 생기며, 홍조나 열감 등의 증상이 나타나는 현상을 말한다. 심한 경우 피부 질환이 급격히 악화되고 전신 증상이 나타나는 스테로이드 반동 현상을 볼 수 있다.

건선

은백색의 인설을 동반하는 구진성 질환으로, 주로 팔꿈치와 무릎, 엉덩이, 두피 등 자극을 많이 받는 부위에 발생한다. 유전적 요인이 관여하는데 발생 시기는 20대 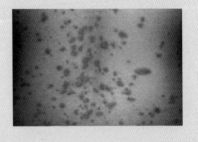 가 가장 흔하다. 한번 나타나면 10~20년 이상 지속되고 조기에 발생할수록 중증 피부질환으로 발전할 가능성이 높으므로 초기에 적극적으로 치료하는 것이 중요하다. 가장 흔한 형태는 선홍색의 작은 구진이 점점 커지면서 합쳐져 동전 모양이나 판상 모양이 되며 위는 은백색의 인설이 덮여 있고 아래는 홍반 형태이다. 그 외에도 물방울양 건선, 농포성 건선, 박탈성 건선 등이 있다.

이 도서의 국립중앙도서관 출판예정도서목록(CIP)은 서지정보유통지원시스템 홈페이지
(http://seoji.nl.go.kr)와 국가자료공동목록시스템(http://www.nl.go.kr/kolisnet)에서
이용하실 수 있습니다. (CIP제어번호: CIP2016000673)

많이 먹어서 아토피에 좋은 음식은 없다

바른 **아토피** 식이요법

ⓒ이길영

초판 1쇄 발행 2016년 1월 25일

초판 4쇄 발행 2023년 6월 14일

지은이 이길영

펴낸이 조동욱

편집 윤경선

펴낸곳 와이겔리

등록 제2003-000094호

주소 03057 서울시 종로구 계동2길 17-13(계동)

전화 (02) 744-8846

팩스 (02) 744-8847

이메일 aurmi@hanmail.net

블로그 http://blog.naver.com/ybooks

인스타그램 @domabaembooks

ISBN 978-89-94140-16-2 03510

＊책값은 뒤표지에 있습니다.

＊잘못 만들어진 책은 바꿔 드립니다.